U0231969

好妈妈书架

左手孩子 右手工作

忙妈妈也能成为好妈妈

何娟◎编著

上班族妈妈的平衡术 工作育儿两不误

拒绝当孩奴，好妈妈也可以事业有成
拒做工作狂，忙妈妈也能成为好妈妈
妈妈给自己松绑，才能给孩子拥抱

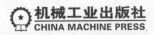

机械工业出版社
CHINA MACHINE PRESS

本书共分为四个部分，每个部分都分为孩子、工作、家庭三个板块。第一部分重点讲述准妈妈孕期可能遇到的问题以及如何在此期间更好地保护自己；第二部分主要讲述新妈妈如何调节情绪、缓解焦虑，作者与大家一一分享经验；第三部分指导重返职场的妈妈，如何在孩子和工作中取得平衡；最后一部分主要讲述孩子进入幼儿园后，妈妈如何更好地与孩子沟通。本书将给出作者在实践中总结出来的平衡术，帮助更多的职场妈妈在工作和育儿中双丰收，让忙妈妈也能成为好妈妈！

图书在版编目（CIP）数据

左手孩子，右手工作：忙妈妈也能成为好妈妈/何娟编著.
—北京：机械工业出版社，2013.7
ISBN 978 - 7 - 111 - 43411 - 5

Ⅰ.①左… Ⅱ.①何… Ⅲ.①妊娠期-妇幼保健-基本知识
②婴幼儿-哺育-基本知识 Ⅳ.①R715.3②TS976.31

中国版本图书馆 CIP 数据核字（2013）第 165375 号

机械工业出版社（北京市百万庄大街22号 邮政编码100037）
策划编辑：刘文蕾 责任编辑：刘建光
版式设计：张文贵 责任印制：李 洋
三河市国英印刷有限公司印刷
2013 年 7 月第 1 版·第 1 次印刷
169mm×239mm·15.5 印张·217 千字
标准书号：ISBN 978 - 7 - 111 - 43411 - 5
定价：35.00 元

序言

　　大学毕业后，我就与先生步入了婚姻的殿堂。当时有同学开玩笑说："看来你离抱孩子也不远了。"我笑着回应："怎么可能？我要先发展事业，等我功成名就了才考虑要孩子。"那时候的我，内心只想着要在职场大展拳脚，生孩子这种事压根儿没被我排入计划！

　　正在我志得意满时，我意外地发现自己怀孕了。那时我刚到报社工作，正处于事业的上升期，但我也下不了决心就这样放弃孩子。这让我陷入了深深的焦虑。

　　我思来想去，每晚都焦虑得睡不着。后来还是先生下定决心：要孩子。他告诉我，孩子来了，就是缘分，我们要珍惜，不要放弃。虽然这个举动对我的事业会产生一定的影响，但我还年轻，生完孩子后再全力投入工作也来得及。

　　不出所料，得知我怀孕的事后，此前原本属于我的一个职位，悄无声息地发生了变故，我当时虽然满心懊恼，却也无可奈何。一方面身为媒体工作者，工作强度本身就很大，另一方面，如果再增加工作强度，也多多少少会让我吃不消。我只能默默地把手头上的工作做好。同时，把大部分精力投入到孕育孩子这件事上。

　　那个时候，我还有过很多不切实际的幻想，我觉得只要生完孩子，就能恢复自由之身。我甚至还雄心勃勃地计划，在坐月子的时候要努力学习，把工作上耽误的功课补回来。很多生过孩子的朋友告诫我："好好享受孩子在肚子里的时间，等生出来就没那么轻松了！"对这些我都不以为然。等孩子真正生下来，我才知道他们的话是多么正确！

孩子生下来后，我一天24小时都围着孩子转。最初是因为母乳不足而发愁，好不容易母乳正常了，宝宝睡觉又开始日夜颠倒。常常我刚刚睡下，就被宝宝的哭声吵醒了……好多时候，我甚至产生了"孩子怎么这么烦""这样的日子什么时候才是个尽头"的想法。

休完产假，生活仿佛进入了"战争状态"。每天的生活只能用"忙乱"来形容。早上给孩子洗漱好，喂完早餐，匆匆忙忙出门，在单位迎接我的是忙不完的工作，偶尔的喘息瞬间，脑子里全是孩子的身影。下班后又要以最快的速度冲回家，全副身心地给孩子做饭、洗衣服，陪伴孩子玩耍、讲故事……一直到孩子沉沉入睡才能静下心来处理白天没有完成的工作。好不容易处理完所有的事情，拖着疲惫的身子入睡，刚躺下没多久又被孩子的哭声唤醒，迷迷糊糊地起床给他冲奶、换尿布，等到孩子睡着，自己却再也无法入眠。

偶尔孩子生病，那更是对我身体与心理的双重折磨。看着孩子赢弱的样子，我的内心充满愧疚与自责，我觉得是因为自己照顾不周，才让孩子受到伤害。

随着孩子一天天长大，我的生活也慢慢变得轻松起来。我开始把越来越多的精力转移到工作上，我的努力得到了领导的认可，很快就被晋升为主编。但无论工作多忙碌，每天我都要花一段时间，放下所有的事情，全心全意地陪伴孩子。

现在，儿子已经进入小学，而我的事业也早已迈入正轨。很多朋友向我咨询如何兼顾育儿、工作、家庭等各方面的问题，在此，我把自己在工作与育儿时遇到的问题及解决方法集结成本书，与大家分享如何在孩子和工作两者中取得平衡，让自己成为一个家庭、事业双丰收的好妈妈。

本书共分为四章，每章都分为孩子、工作、家庭三个板块。

第一章主要讨论"生"还是"升"的问题以及如何在孕期更好地保护自己。第二章主要讲述产假期间的问题，比如生完孩子后因为体内荷尔蒙分泌失调，很多妈妈会进入情绪低潮期，此时也会有很多关于孩子喂养方面的焦虑与担心。第三章是休完产假后至孩子三岁这个阶段，这个阶段也是工作与孩子的矛盾冲突最严重的阶段，如何在孩子与工作中取得平衡，这需要妈妈强大的内心来维系。在实在没有办法做到平衡的情况下，我建议妈妈为了孩子短暂牺牲自己的工作。因为这三年是孩子成长最关键的阶段，很多习惯、性格、安全感等都是在这个阶段建立的。而对于职场妈妈来说，三年的停顿是可以通过后期的努力弥补回来的。如果你在孩子小的时候对他漠不关心，等他进入青春期后，你可能要花十倍或者二十倍的精力来弥补曾经的淡漠。最后一章主要是讲述孩子进入幼儿园后妈妈如何更好地与孩子沟通，此时的妈妈上有老，下有小，左手孩子，右手工作，还要面对日益逼近的中年危机，妈妈将处于人生压力最大的阶段。本书将一一为你揭示如何巧妙应对压力，成为一个家庭、事业兼顾的好妈妈！

目 录

第二章　产假中，让身心都好好调节一下

第三章　0~3岁，陪伴孩子最重要

第四章 3~6岁，工作育儿两不误

第一章

坦然接受怀孕的现实，

妥善分流工作

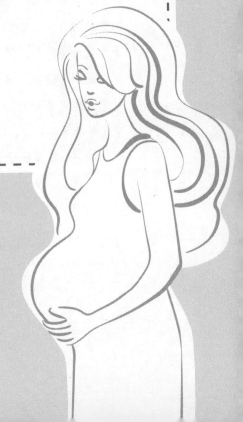

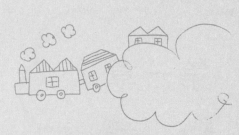

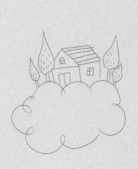

　　对于职场女性来说，最担心的事情莫过于在事业发展的重要时期发现自己怀孕了。要孩子，意味着工作可能会受到一些影响，等你休完产假回到工作岗位，发现自己的位置可能已被他人取而代之。

　　如果你打算先投身于工作，等事业进入一个高度后再要孩子，而当你考虑孕育下一代时，却悲哀地发现怀孕并没有想象中那么简单，吃够苦、受够罪，好不容易怀孕了，却要每天在流产、早产、胎儿不健康的恐惧中担惊受怕，而大龄妈妈所担心的难以恢复的身体、与孩子的代沟等问题，才刚刚开始。

　　我个人认为，孩子对于每一个家庭都是至关重要的。对于女性更是如此。工作还可以去争取，而要孩子这件事儿却赶早不赶晚。职场准妈妈要坦然接受怀孕的现实，为孕育一个健康的宝宝做足准备。

孩子在左

相比于我怀孕时的无计划，我欣慰地发现，现在的妈妈在孕育孩子时越来越有计划性，提前半年补充叶酸，戒烟戒酒，规律生活，注重健身……一旦进入准妈妈的角色，宝宝的营养与健康就是最最重要的事情。怀孕期间，即使要投身于工作，妈妈们也越来越注重饮食、营养、心理等方面的调理，关注胎教对孩子的影响。

对于肩负两个人健康的准妈妈来说，保持好心情、健康作息、按时孕检等也是帮助孩子健康成长的重要前提。

1. 好心情比胎教更重要

一位准妈妈告诉我，自从怀孕后，她的情绪特别容易激动。一方面常常会不由自主地担心宝宝是不是健康，会不会有什么缺陷；另一方面婆婆和老公都表示希望她生个男孩，使她压力非常大，常常患得患失，因为一点小事与老公吵架。她也担心这样会对宝宝的发育不利，但又无法控制自己的情绪。

坏情绪会不会影响宝宝

怀孕时心情好比胎教更重要。从受精卵形成开始，胎宝宝就已经不断地接受妈妈的信息了。妈妈的好心情会让宝宝觉得安稳，妈妈的坏情绪则可能影响孩子。

一个8岁的男孩长得特别矮小，人极不自信，成绩常常是班上的倒数第几名。他上课时经常走神，表面上看好像在用功读书，实际上早已魂游天外。他的妈妈是500强企业的财务总监，对于这样的儿子，妈妈非常揪心。经过层层分析，最后发现导致小孩这种状况的原因就是妈妈怀孕时情绪波动太大。那时候妈妈恰巧要竞争财务总监的位置，而怀孕这件事成为对方攻击妈妈的重要把柄，这让妈妈的情绪起伏非常大，最后妈妈克服万难顺利成为总监，但宝宝却因此成为了牺牲品。

所以，怀孕时母亲的情绪对宝宝的影响特别大，妈妈的情绪波动可能会影响孩子的一生。母亲与胎儿的神经系统本身虽然没什么联系，但母亲受到精神刺激后，植物神经系统活动加剧，内分泌也发生变化，不同情绪所释放出来的不同的化学物质和激素可以经过血液由胎盘进入胎儿体内，影响胎儿的正常生长发育。特别是发怒时产生的激素可导致胎儿的白细胞减少，从而降低其免疫力和抗病能力，在孕后期妈妈的怒火还会增加胎动次数，严重的甚至会导致早产、难产等。

孕妈妈情绪变差的原因

回想我自己刚怀孕时，情绪也曾经历过较大的起伏。结婚后不久我就发现自己意外怀孕了，对于刚刚大学毕业的我来说，出现这样的状况出乎我意料。那时我才23岁，职业生涯刚刚开始，正在努力为自己争取职场上的一席之地，我总觉得自己与"妈妈"这个称呼还有很远的距离，所以孩子与事业，对我来说，更像是个二选一的选择题。

那个时候的我，非常焦虑，无数次想过放弃这个小生命，我对自己说我还年轻，还有的是机会，但每每想到我的举动会扼杀一个可爱的小生命，我又觉得格外沮丧。就在我感觉自己就要崩溃时，老公的一番话使我不再犹豫。老公告诉我，孩子来了，就是缘分，不要放弃。虽然怀孕期间可能会影响升职，但只要认真工作，生完孩子一定会有新的升职机会。于是，我眼睁睁地看着一个原本属于我的机会给了他人。当时的我，满心懊恼，却又无可奈何。

一旦决定要孩子，新的问题又出来了，我会不由自主地担心孩子是不是健康，尤其要做B超之前，我更是紧张得无以复加。一直到医生告诉我，孩子各方面都很健全，心情才会平复下来。记得有一次，老公无意中告诉我，他和他爸爸都有弱视，我开始疯狂地查资料，想知道弱视是否会遗传给孩子，那种悲伤的感觉，好像孩子已经遗传了弱视一样。

除了担心孩子，自己的皮肤变差了、身材走样了、老公对我的关心不够了……这些细微的问题也会时不时困扰着我。虽然我告诉自己，宝宝的健康重于一切，但内心依然无法完全释然，情绪仿佛坐上了过山车，时好时坏。

在单位还好，我还能控制自己的情绪。回到家，当我看着老公关心电脑多过关心我的时候，情绪就会失控。常常会找各种各样的理由跟老公发脾气，发完脾气，又会陷入极度的自责中，觉得很对不起宝宝，很担心因为我情绪的影响，让宝宝有这样那样的缺陷。但下一次情绪来临时，我又无法控制。

直到有一次，我又莫名其妙发脾气、陷入深深自责之后，我与老公进行了一次长谈，我把自己的担心、焦虑全部说了出来。老公这时才知道症结所在，他告诉我，有什么不爽都要说出来，可以尽情冲他发火。与其发完脾气再自责，还不如痛痛快快地把内心的愤怒都发泄出来，这样有助于身体排毒，对宝宝的健康更有利。听完老公的话，我突然觉得释然了，我不再压抑自己，强迫自己保持好心情，而是坦然面对。我对自己说：有任何情绪都是正常的，我很介意工作机会的丢失，我很担心宝宝是不是健康，我很介意自己的形象！当我接受自己坏情绪的时候，我突然发现后果并没有我想象得那么坏。

我能够坦然面对失去的升职机会，也能坦然接受领导的安排。我告诉自己：工作机会以后还会有，但轻松的工作只有现在可以享受！等宝宝生下来之后，我还有足够的时间和机会去拼搏、去努力，争取新的机会。当我担心宝宝的健康时，老公也能够宽慰我：看看身边的朋友，宝宝都是健健康康的，我们的宝宝也一定不会有问题的。而且现在医学这么发达，有什么问题都可以早发现早治疗，我们又何必在这里瞎担心呢！受孕吐折磨，身体反应大的时候，家里也会为我准备好很多芳香的水果，或者喝一点带酸味的柠檬水，改善味道。慢慢地，我发现我的情绪越来越好，再也不会莫名其妙地发脾气了。

其实，很多孕妈妈也和我一样，怀孕后情绪波动比较大，动不动就发脾气，喜怒无常。一方面是因为怀孕后体内荷尔蒙发生了巨大变化，在它们的作用下，孕妈妈的情绪变得糟糕起来，生活中原本很细微的一些问题都被不断放大，导致孕妈妈经常会莫名其妙地发脾气。另一方面也因为孕期担心的问题比平常更多。宝宝是否健康，分娩会不会顺利，自己会不会变丑，丈夫会不会变心，宝宝出生后给谁带……这些问题都深深地困扰着孕妈妈，导致她们的情绪变差。

一旦情绪变差，孕妈妈的心情会更加低落，因为无论指导医生或是孕期指导资讯都明确告诉孕妈妈，怀孕时要保持好心情，这样才能生出一个健康的宝宝。于是，为了宝宝的健康，孕妈妈即使心情不好，也只能努力地压抑自己的情绪，这样的结果往往是情绪会更糟糕。

保持好心情，请你跟我这样做

保持好心情，说起来往往很简单，但真正执行起来，却不是那么容易。孕期总会有各种各样的原因导致心情欠佳，尤其在孕早期，受精卵着床时引起的生理反应以及得知怀孕后的心理变化都会导致情绪波动。坏情绪是不可回避的，如果强迫自己压抑坏情绪，只会导致情绪越来越差，越容易因为一点小事而爆发。

要保持好心情，首先要做到的就是坦然面对自己的情绪，接受自己有情绪这个事实。即使是一个普通人，也不可能永远保持好心情，更何况处于生理巨大变化期的孕妈妈呢？接受自己的情绪才能真正地放下自己的情绪。如果遇到了难过或愤怒的事情，就让情绪自然流淌，不要积压在心里，更不要强迫自己压抑情绪，装得很快乐。当自己难过或痛苦的时候，深呼吸，然后告诉自己："我现在很难过。""我现在很愤怒。""我接受自己的难过或愤怒。"面对自己的不佳情绪并接受它，你会发现自己可以慢慢地平静下来，然后让情绪释放出来才是真正对宝宝有利的。

如果你这么做了还是发现情绪变化非常大，你就需要多与人分享，把你的担心和恐惧说出来，尤其要告诉你的丈夫，让他知道你恐惧什么、忧虑什么、希望得到什么，这样他才知道症结所在，才能出谋划策，及时消除你心中的种种苦闷；平时，准妈妈还应多和准爸爸交流胎宝宝的情况，与他一起观察胎宝宝的活动，一起想象胎宝宝的模样……这些都会使你的心情兴奋与快乐起来。

如果觉得准爸爸不够贴心，你还可以通过网络认识一些预产期时间差不多的准妈妈，大家一起交流分享孕育的感觉，你可能会发现原来大家担心的问题都差不多，这样你的情绪也会慢慢平复下来。

2. 补脑，不仅仅是吃坚果

一位朋友在怀孕 24 周的时候，她的体重以每天增加一斤的速度向上飙升，半个月的时间，一下子胖了 15 斤，在医院体检的时候被医生下令控制体重。朋友每天要吃大量的松子、杏仁、小核桃等坚果，补充鱼肝油、深海鱼等富含 DHA 的食物，这样做的目的只有一个，就是希望宝宝更聪明。

那么，孕妈妈多吃坚果到底会不会使宝宝更聪明呢？

孕妈妈每天可以适量吃一点坚果

怀孕后，孕妈妈往往能放弃孕前的饮食原则，目标只有一个，那就是让宝宝更聪明、更强壮，只要对宝宝有利的食物孕妈妈都来者不拒。而坚果、鱼肝油、深海鱼等又是孕妈妈的首选，这些食物含有多不饱和脂肪酸，能有效补充 Omega-3 及 Omega-6 脂肪，当体内有足够的 Omega-3 及 Omega-6 脂肪时，身体就可以根据胎儿的实际需要输送亚油酸、α-亚麻酸或 DHA，让宝宝更聪明。

孕前营养更能左右宝宝的大脑发育

孕期补充营养确实很重要，但是要孕育一个聪明健康的宝宝并不只是孕期吃坚果、吃深海鱼油就行的，孕前的营养是否足够更重要。一项研究显示，如果一个孕妇怀孕前减肥多年，她身体里的营养就无法支持她孕育出一个聪明的小孩。小孩大脑发育的最佳时间是前 3 个月，这个阶段宝宝发育所需的营养也更多来自妈妈孕前的营养储备。

现在女性为了保持姣好的身材，未婚时一味减肥。有的女性还特意在怀孕前拼命减肥，我就曾如此。结婚时就有朋友告诉我，婚后要努力保持身材，越瘦越好，这样生完孩子身材才会在最短时间内恢复。于是我拼命减肥，短短一个月，我就瘦了10斤，即使突然意外怀孕，我也依然沾沾自喜"生完孩子不用担心身材恢复不了了！"结果，生完孩子，身材并没有如传言所说的很快就瘦下来。尤其是当我听亲子教育的老师介绍孕前减肥可能影响宝宝的智商时，我更是自责不已。直到现在，有时候我还会想如果孕前没有拼命减肥，儿子是不是会更聪明一些呢？

让宝宝更聪明，请你跟我这样做

俗话说：有什么样的妈妈就会有什么样的孩子。孩子从在母体形成胚胎开始，就不断接受母亲的信息。孩子聪明与否，不仅与怀孕时妈妈的行为有关，也与孕前妈妈的体质息息相关。想要拥有一个聪明的宝宝，可以从以下几方面着手。

（1）从准备结婚时起，停止一切减肥计划

从优生的角度来说，孕前3年最好不要有任何减肥的行为。但很多女性结婚时为了穿婚纱好看，努力减肥，怀孕进入倒计时才开始补充各种营养。如果你是一个有计划的妈妈，就要在准备结婚时开始暂停减肥计划，因为减肥会耗竭体内的营养素储备，并降低各脏器的功能。做准妈妈，不仅要自己身体代谢顺畅，还要担负一个宝宝的全部负担——包括消化吸收、组织合成、垃圾处理、废物排泄、营养储备等，一个因减肥而营养不良的女子，怎能承担起这些艰巨的任务呢？更不要说在前三个月给宝宝提供充足的营养了。所以，孕前6个月就必须停止所有的节食减肥行为！

（2）孕前6个月，全面补充营养

当怀孕进入倒计时，就要开始全面、均衡地补充营养。很多孕妈妈在孕前会有计划地补充叶酸，其实，除了叶酸，其他的维生素、矿物质等在孕前也要进行充足的储备。孕妈妈最好提前3~6个月补充孕妇专用的复合营养素制剂，而不仅仅是补充叶酸。无数实验证明，复合营养素在吸收上比单一一种营养素效果更好。

在十月怀胎中，胎儿发育最重要的时间段是前3个月，此时，大脑、心、肝、胃、肠和肾都在急速发育期，而这个时候也正是孕妈妈最容易出现妊娠反应的时期。有超过半数的孕妇会出现恶心、呕吐、不想进食等症状，此时，能为宝宝提供营养的就是怀孕前的营养储备。许多营养素都可以提前摄取并在人体内储存相当长的时间，如脂肪能储存 20~40 天，维生素 C 能储存 60~120 天，维生素 A 能储存 90~365 天，铁能储存 125 天，碘能储存 1000 天，而钙的储存时间更高达 2500 天。怀孕前准备得越充分，怀孕后越能提供足够的营养。如果孕前营养储备不足，就无法满足宝宝的生长需要。

孕妈妈要合理搭配膳食，改善三餐的饮食质量。肉、蛋、奶的搭配要合理，蛋白质、维生素、矿物质、微量元素和脂肪的摄入要适量。尤其要多吃绿叶蔬菜和粗粮，营养全面，不偏食、不挑食，即使自身营养状况好，也需要额外补充优质蛋白、维生素、矿物质和微量元素。

（3）孕期尽量避免大量用脑

妈妈的体能直接影响宝宝的体能。妈妈如果在孕期大量用脑，留给孩子的养分相对就会少很多，这样养育出来的孩子脑力会相对比较弱一些。曾经认识一位妈妈，自己非常聪明，工作也相当出色，但她的孩子成绩始终平平，智力测试也只是中等。后来妈妈回忆起来，她怀孕的时候听说孕期多用脑，孩子会更聪明，于是怀孕时除了正常上下班，每天还去学习很多课程，周末也不休息。妈妈这样大量用脑，孩子就无法从母体里吸收充足的养分，自然，孩子的智力比妈妈要差得多。

（4）适当补充有益脂肪

有益的脂肪能为大脑发育提供充足的营养，孕妈妈一定要积极补充富含 Omega-3 和 Omega-6 的食物。坚果、深海鱼都是不错的选择。不过，有益脂肪虽好，孕妈妈也不要过量摄取，否则也会给宝宝的发育带来负担。

3. 按时作息，孕期帮宝宝养成好的睡眠习惯

媛媛的儿子嘟嘟马上要上幼儿园了，但嘟嘟的睡眠习惯依然没有纠正过来，每天晚上嘟嘟要到 12 点以后才入睡，早上赖床到 10 点多才醒。"哎，都

怪我，怀孕的时候就是这样的作息，嘟嘟一生下来也是这样，到现在也没法纠正过来！"

孕妈妈的生活作息会潜移默化影响孩子

妈妈对宝宝的影响从肚子里就开始了，身体如此，习惯也是如此。如果想要培养宝宝良好的习惯，在孕期妈妈就要多多注意了，即使是一点点的细节问题也不能轻易放过。

很多父母抱怨宝宝是个夜猫子，常常半夜精神十足地醒来，要人陪着玩儿。详细追问妈妈孕期的生活规律后发现，宝宝的作息习惯与妈妈孕期的习惯一样，很多孕妈妈怀孕后依然保持过夜生活的习惯，上网、打麻将、打牌、朋友聚会，或者由于工作原因加班熬夜，甚至有的孕妈妈怀孕后还在半夜看一些恐怖片。怀孕的时候不觉得，宝宝生下来才发现这样的作息习惯居然潜移默化地传给了孩子。

日夜颠倒的孕妈妈，会打乱人体生物钟的节律，使只有在夜间才分泌生长激素的垂体前叶功能发生紊乱，从而影响宝宝的生长发育，严重时甚至会导致宝宝生长发育停滞。同时，孕妈妈也会因大脑休息不足而引起脑组织过劳，使脑血管长时间处于紧张状态，出现头痛、失眠、烦躁等不适症状，还有可能诱发妊娠高血压综合征。

不仅睡觉的习惯如此，其他习惯宝宝也会受到母亲很大影响。有的妈妈孕期挑食，比如不喜欢吃芹菜、蓬蒿菜等一些有气味的蔬菜，结果这些神经激素也会直接传递给宝宝，在宝宝出生长大以后，也会同样对这类食物表现出反感的情绪。

如果妈妈希望孩子出生后有良好的作息习惯，自己在孕期就要坚持健康的生活方式。

健康作息，请你跟我这样做

（1）制定作息时间表

怀孕后最好保持正常的作息时间，有规律、健康的生活方式才有利于胎儿的发育和生长。孕妈妈最好每天晚上 10 点钟上床休息，这样，便可逐渐改掉夜半才入睡的不良积习，建立起身体生物钟的正常节律。

（2）睡前尽量保持平稳的情绪

孕妈妈最好睡前洗一个热水澡，看一些能让心情平静的书。不要看剧情太过跌宕起伏的影片，更要避免看那些会让心情久久不能平复的恐怖片。曾经认识一位孕妈妈，怀孕后变得特别重口味，天天要看恐怖片。结果她的小孩出生后，每次睡眠时间都只有不到 1 小时，然后就要爸妈轮换着抱，夫妻俩因为照顾孩子瘦了一大圈，宝宝因为没有充足的睡眠，个子也较同龄孩子矮得多。

（3）听一些舒缓的音乐

舒缓的音乐能让妈妈的心情平静，同时还是对宝宝进行音乐胎教的好方法。妈妈怀孕 4 个月的时候，胎儿的听觉和视觉都已经发育，宝宝在妈妈肚子中能听到各种声音，也有感光反应。这个时候孕妈妈每天睡前听一些舒缓的音乐能促进宝宝的智力发育。宝宝出生后，听见这些熟悉的音乐也能迅速安静下来，可让宝宝拥有良好的睡眠。

4. 工作再忙，也要注意胎教

娜娜怀孕 6 个月了，一直以来，她都是一个很要强的女人，尤其在工作上，绝对不愿意输给男人。因为担心公司知道自己怀孕后被视为无用之人，她没有向公司任何人提及过自己怀孕的事情。平时还浓妆艳抹，穿肥大的衣服以掩盖日益隆起的肚子。最近产检时，听旁边的孕妈妈聊起胎教的事，娜娜才发现，自己居然因为忙于工作而疏忽了对腹中胎儿的胎教。娜娜感觉很内疚。

工作之余，别忘胎教

怀孕后，职场孕妈妈面临着比常人更大的压力，她们会担心宝宝是否健康；担心自己高龄孕产会不会存在风险；担心自己因为怀孕生产耽误了时间，工作岗位会有不保；担心产后身材走样变形，青春和美丽都不复存在……再加上所承受的工作压力，职场准妈妈们很难用一颗平常心去面对腹中的胎宝宝，对日常的胎教也就松懈了下来，不太重视了。

其实，职场孕妈妈虽然被工作分去了时间和精力，无法像全职妈妈那样按时休息，按时进行胎教，但是要相信，胎教是无处不在的，利用一切可利用的时机和方法，都可以对宝宝进行胎教。

记得我怀孕时，我在办公桌上摆满了可爱的婴儿图片及盆栽绿植，当工作闲暇时，看看可爱的照片和养眼的绿植，心情会舒畅很多。每天不管出门还是回家，都会与宝宝进行一个简单的仪式："我们出发了，今天又是一个阳光明媚的日子，谢谢宝宝陪妈妈一起工作！""到家了，宝宝陪妈妈忙碌了一天，很辛苦吧！"临睡前，家里会放一些柔和的音乐，老公和我会轮流用温柔的声音读一些故事给宝宝听，这个习惯，从怀孕一直保持到现在。

科学胎教，请你跟我这样做

在竞争激烈的现代社会，许多处于职场中的孕妈妈与娜娜一样，因为被工作分去了精力，从而忽视了对腹中胎儿的胎教。其实，孕妈妈完全可以利用工作的闲暇做一些简单的胎教。

（1）让心情愉悦的环境胎教

良好的环境，能使胎宝宝受到良好的感应和影响，外界环境的色彩、声响和音乐，还有无限美好的大自然的景色等都是环境胎教的"教材"，这样不仅会让准妈妈置身于舒适优美的环境中，得到了美与欢快的感受，感觉到心情轻松愉快，也能影响腹中的胎宝宝，带给他们一份好心情。

在桌面上摆放一些活泼可爱的婴幼儿图片，进行绿化装饰，摆放一些对准妈妈无害处的植物或插花，都有助于陶冶准妈妈的情怀。午休时间，准妈妈去楼下空气清新的地方透透气，看看美丽的花草，也能保持心情舒畅。

（2）让宝宝安静下来的音乐胎教

音乐胎教能使准妈妈心旷神怡，浮想联翩，产生良好的心境，使宝宝也一起感受到音乐的美妙。而且，优美动听的音乐能够给躁动的胎宝宝留下深刻的印象，让他安静下来。在工作条件允许时，准妈妈可以播放一些轻柔的音乐；午休时为了不打扰到其他的同事，也可以将耳机或微型录音机的扬声器放在腹部并不断移动。当然，在音乐胎教中，准妈妈要注意音量和时间，音量不宜过大，时间不宜过长。晚上回到家，也可以播放一些轻柔的音乐。

（3）培养健全人格的语言胎教

准妈妈或准爸爸用富有感情的语言，对胎宝宝讲话，让他们感受到家人的关爱，有助于语言能力的早期开发，使宝宝日后拥有出色的语言能力，还会使宝宝产生安全感、愉悦感，增进和加深宝宝出生后与父母的感情，促进健全人格的培养和形成。

孕妈妈可以利用身边的环境随时随地对宝宝进行胎教，向宝宝讲述一下自己遇到的事情、看到的事物，或是在感觉宝宝胎动的时候和宝宝说说话，这些都是进行语言胎教的良好时机。每天下班回到家后，让爸爸多与宝宝进行互动，因为男性的低音是比较容易传入子宫内的，对宝宝的刺激更有效一些。

（4）有助于增进感情的抚摸胎教

怀孕前3个月，胎儿的活动幅度非常小，孕妈妈基本感受不到。从怀孕第16周开始，宝宝的动作越来越大，这时孕妈妈可以做一些简单的抚摸胎教。在工作时，每隔30~45分钟按摩一下自己的腹部，让宝宝感觉到你对他的在意和关怀，这样能增进你们之间的感情。准妈妈在孕期抚摸自己的腹部，轻言细语，更可以给予宝宝一份充足的安全感。

5. 顺产还是剖宫产

Linda 怀孕8个月了，昨天去产检，医生看了她的资料卡，说她超过30岁了，建议选择剖宫产。Linda 从来没有觉得自己年纪很大，而且她的身体状态一直很好，一直都是满怀信心准备顺产的。

她告诉我，自己很想经历阵痛生下宝宝，这样的经历才更值得回味，不到万不得已，尽量不选择剖宫产。不过医生说现在谈论这个话题还为时过早，等到时候再看情况，但是要她做好剖宫产的心理准备。

生孩子是一件很自然的事情

怀孕后孕妈们大多会纠结于顺产还是剖宫产的问题，支持顺产的孕妈妈觉得生孩子是一件很自然的事情，只要身体状况没有问题，都愿意自然生产。而有的孕妈妈则不管自身条件如何，一定要选择剖宫产。一来剖宫产可以自己控制手术时间，挑一个好时辰让宝宝生出来，二来剖宫产更有利于产后身材的保持。

记得当年怀孕时，曾有朋友问我到底是想顺产还是剖宫产。一直以来，我都认为生孩子是一件很自然的事情，人类繁衍数万年，传宗接代是很自然的事情，在没有剖宫产的年代，生命都是自然繁衍。既然这是上天赋予女人的天职，只要身体条件允许，我都只考虑顺产。当然，我内心也做好了两手准备，如果怀孕后期真的有什么紧急状况，再选择剖宫产。

有位朋友预产期和我差不多，我们也曾无数次讨论过顺产还是剖宫产的问题。朋友原本已经坚定信心顺产，在怀孕 8 个月的时候，听一位刚生育的新妈妈介绍生产时的痛苦，于是朋友退却了，最终选择提早两个星期剖宫产。手术后朋友打电话给我，说剖宫产虽然生之前不痛，但生完后伤口的疼痛却令人难以忍受，因为剖宫产没有让子宫经历宫缩的过程，手术后需要外力揉捏帮助子宫复原、排出恶露。朋友的话让我进一步坚定了顺产的信心。

从宫缩到宝宝出生，我疼了 48 个小时，最难受的时候是宫口开到 6 指时，宫缩的力度增大，时间持续比较久，好几次我请求医生："医生，求求你给我一刀吧！"但都被医生严词拒绝："你条件很好的，努力再坚持一下！"好在老公一直在身边陪伴我，在我难受的时候不断讲笑话逗我开心。进入第二产程，所有的注意力都集中在拼尽全力把孩子生出来，根本感觉不到疼痛，即使侧切也没有任何感觉。

顺产 VS 剖宫产

很多妈妈问我，顺产是不是很疼。其实，宫缩的疼痛与伤口的疼痛不一样，宫缩的疼痛是一种紧缩感，就像拳头捏紧时的感觉。宫口开得越大，紧缩感就越强烈，持续的时间越长。最疼痛的时候就是宫口开到 5~6 指时，当宫口开到 8~10 指时，宝宝马上就要出生了，妈妈所有的注意力都会放在用力让宝宝顺利生出来，根本感觉不到疼痛。

顺产是一个自然分娩的过程，随着子宫收缩的逐渐加强开始推胎儿入盆，胎头受产道的挤压对新生儿是一种最好的锻炼，胎儿要在产道中不断探索，调整身体角度，最终找到出口，这样经过挤压的孩子往往协调能力更强，更聪明。子宫的阵缩，可以迫使胎儿的胸廓发生有节律的压缩与扩张，而且还能促进胎儿肺内多产生一些磷脂类物质，使肺泡更有弹力，易于扩张，这对出生后宝宝的呼吸功能非常有利。自然分娩的宫缩力与骨盆的相对阻力，可使胎儿口、鼻中的黏液易于挤出，避免了首次呼吸时的吸入，保证了呼吸道通畅，吸入性肺炎的发生率明显降低。

剖宫产虽然避免了自然分娩过程的疼痛，但剖宫产后会有伤口的疼痛，而且伤口会伴随终身，其疼痛和恢复的时间也比顺产长。对于爱美的女性来说，剖宫产更有利于身材的保持，但剖宫产的宝宝因为没有经历产道挤压的过程，吸入性肺炎的发生率相对较高，协调能力也没有顺产的宝宝好。如果妈妈一切条件都很好，即使年龄已经超过 30 岁，也可以顺产。如果妈妈确实身体条件不适合顺产，最好还是选择剖宫产，毕竟妈妈和宝宝的安全重于一切。

很多妈妈不想顺产，一方面是害怕产前的疼痛，另一方面就是担心顺产时的侧切，不知道侧切到底有多疼，也不知道侧切的伤口到底能不能恢复，会不会影响性生活。还有的妈妈听说欧美国家的妈妈生产时都不侧切，只有中国顺产的妈妈一定要侧切。那是因为亚洲人身形娇小，皮肤的弹性也相对较差，在顺产过程中，常常会出现阴道撕裂等现象。如果是很小的撕裂还容易恢复，但有的撕裂非常严重，可能把连接会阴与肛门的肌肉完全撕开，而且裂口不规整，不便于缝合。基于这样的原因，医生才给顺产的妈妈进行侧切。侧切时是宝宝的头快露出来时，那时候妈妈的注意力全部集中在用力生产上，根本感觉不到侧切的疼痛，经过侧切，宝宝也能更顺利地出生。而且侧切刀口整齐，便于缝合。有些妈妈担心侧切缝合时没上麻药，会不会很疼。

其实缝合时的疼痛与生育时的疼痛比起来微乎其微，而且由于妈妈还处于精神亢奋期，所有的注意力都在宝宝身上，也不会觉得特别疼，而且由于侧切是缝合的，伤口愈合后，会阴就会慢慢恢复生产前的弹性，并不会造成阴道松弛。

　　侧切后的伤口一般会在一周内愈合。伤口最疼痛的时间是生完第二天，妈妈常常会因为坐姿或动作不当导致伤口发炎或出血。要避免这种状况，妈妈首先要做好会阴及伤口的清洁工作，用酒精擦洗患处，其次要使用产妇专用的卫生巾。经常看见即将临盆的孕妈妈选择普通的卫生巾，普通卫生巾无论从材质、柔软程度或是消毒程度上都远远不及产妇专用巾，产妇专用巾因为摩擦小，所以更有利于伤口的愈合。

 # 工作在右

> 　　女性从找工作的那一刻开始，就会被 HR 逼问："有男朋友吗？什么时候结婚？准备什么时候要孩子？"别以为 HR 好心关注你的个人状况，他们更关心的是你会不会因为怀孕而耽误工作！
>
> 　　好不容易怀孕，很多准妈妈在欣喜的同时又会陷入焦虑：怀孕后如何请假？要不要加班？面对高强度的工作如何分解？这些都会成为准妈妈们面临的难题！

1. HR 的老问题：准备何时要孩子

　　燕子春节刚结婚，为了上下班方便，她辞去了原来的工作。不久，她就接到了一家心仪已久公司的面试通知。面试过程中，最开始皆大欢喜，对方对她以往的工作成绩很满意。忽然 HR 问她："结婚了吗？"燕子很坦率地回答："春节刚结。"只见 HR 脸色一变，接着问："打算什么时候要孩子呢？"燕子笑笑，巧妙地回答："我年纪还小，还想多享受几年二人世界！五年内不会要孩子。"很快燕子就顺利地被录取了，签劳动合同时，燕子发现有这样一份附加协议："5 年内不得要孩子，否则视为自动离职。"在经济不景气的情况下，面对来之不易的工作，燕子被迫同意了。

　　一年之后，燕子意外地发现自己怀孕了，她感到很犹豫：自己好不容易站稳脚跟，得到领导的赏识与信任，如果要这个孩子，就意味着前功尽弃。到底要不要呢？

孩子比工作更重要

　　身为女性，找工作时免不了会被问及个人问题："有男朋友吗？""准备什么时候结婚？""什么时候要小孩？"千万不要以为问你问题的那个人有很强的八卦精神，他问这些问题的原因仅仅是想知道你能专注于这份工作多久。

　　男女平等这种事，放在职场上无论如何是行不通的。女人一旦与婚姻、怀孕扯上关系，就会成为找工作时最容易被遗忘的那种人，不管你能力多高，过往成绩多优秀。

　　在我怀孕后直到孩子 2 岁前，我都把更多的重心放在孩子身上，在我看来，2 岁前是孩子成长的关键阶段。这个阶段妈妈付出的爱越多，孩子长大后操心得越少。假以时日，工作方面的损失一定可以补回来。

　　虽然从怀孕到生孩子领导对我的态度较为不爽，但也无可奈何。等孩子上了幼儿园之后，我把生活的重心转移到工作上，花比别人更多的辛劳与汗水在职场拼搏。很快，我的成绩就得到了领导和同事的认可。

　　现在每每回想起来，我都无比庆幸当初的正确决定。如果当初没有把孩子生下来，我的职场或许比现在更好一点，但生活中却少了为人母的成长与喜悦。正是所谓的职场失意，换来了初为人母的甘甜。在孩子的成长中，我也经历了自身的成长与进步，而这些宝贵的人生经验更是我职场成功的推动力。

孩子一定会打断女性的事业进程

　　或许有朋友会说，现在女性但凡求职，都会被问到与案例中一样的问题。

如果老实回答，就会与工作失之交臂，如果敷衍了事，又会被单位要求签署协议，要求在规定时间内不能怀孕，否则视为自动离职。

一些企业要求女职员在一段时间内不得怀孕已成为不成文的规矩，有的企业甚至规定女员工十年内不得怀孕，理由是生育子女而会影响企业工作的连续性，增加单位的成本支出。有的企业甚至实行单位内部生孩子排队等号的政策。面对这样的情况究竟要怎么办呢？

其实关于与单位签署不怀孕协议这件事本身就不靠谱，现在法律对妇女权益的保护越来越完善，这样的协议完全是无效的。单位在怀孕和产假期也不得解聘女职工。当然，有的女性是为了打拼事业而无暇怀孕，如果是心甘情愿，那也罢了。如果自己很喜欢小孩，只是因为生存压力太大而不得不献身于工作的话，我的建议是先考虑要孩子。工作是做不完的，但女性最佳的怀孕年龄是 20 ~ 30 岁这十年，孩子生得越早，妈妈身心越容易恢复，身体负担就越小。孩子生得越晚，妈妈的身体负担越大，身心越不容易恢复。如果刚 20 岁出头，尽可以多享受几年二人世界和职场拼搏的乐趣，等各方面条件都成熟后再排计划要孩子，只是一定要做好避孕措施。否则，在孩子和工作的选择中，我更支持要孩子。毕竟，放眼周围的朋友，生了孩子后悔的基本没有，但为了工作或二人世界放弃孩子而现在后悔不迭的人却比比皆是。

如果是年纪已经接近 30 岁的已婚女性，大可不必为了一份看似诱惑的工作，任由老板的鼓吹无限期延后自己的生育计划。据调查，许多职场过来人最后都普遍认为，如果生育问题早晚要打断一次职业女性的事业进程，那么早一点打断比晚一点打断，续接的可能性要大得多。而且，一旦决定要孩子，就完全不用担心孩子的成长问题。因为人的潜力是无限的，有了孩子，爸爸妈妈就一定有能力把他抚养长大。担心无法把孩子养好只是为自己的逃避找个借口罢了。

2. 怀孕了，正好给自己充充电

宁宁刚刚读完会计师，欣喜地发现自己怀孕了，公司领导得知这个消息后，就基本不派什么重要的事给她。这样的日子虽然清闲，但并不是她想要的，她害怕因为怀孕而影响工作，更害怕因为一年多工作的停顿而成为被淘汰的对象。于是，宁宁决定利用现在的时间多学点知识，给自己充充电，宁宁给自己安排了很多计划：研究生考试、人力资源管理师资格考试、心理咨询师考试……但却不知道要选择哪一个。

怀孕并非充电的好时机

很多孕妈妈应该都有与宁宁一样的困惑吧！希望借由孕期相对清闲的时间，努力充实自己。这不禁让我想到我的一位朋友小月。她26岁研究生毕业留校工作，从毕业那年的9月到次年9月，一年内搞定若干大事：10月结婚，11月怀孕，次年3月参加博士生考试，接着在英国做访问学者几个月，回国后，孩子出生前一天参加职称考试，顺利通过。8月31日小孩出生，出了月子，开始念博士。博士毕业后，积极投入工作，30岁那年被学校评为副教授，35岁评上教授、博导。现年38岁，孩子已经5年级。

与小月相比，我发现自己的职场之路实在太过平淡，尤其怀孕期间，我基本就无所事事地混了一年，期间除了学习孕产方面的知识，就没有再学习任何与业务有关的内容。刚刚怀孕时，我还曾兴致勃勃地想去报名考个在职研究生，当时的想法与这位朋友的想法一样，心想反正工作也不多，何必浪费时间呢？不过幸好没有报名，因为在孕初期我除了睡就是睡，精神一点都不好。到了孕中期，虽然精神变好了，但整天除了工作的8个小时，其他时间都沉浸于胎动、准备待产包、做孕妇瑜伽、与老公在小区散步等事情，根本没时间安排学习。孕晚期更不用说了，日渐增大的肚子给我造成了极大的身体负担，整天都忙于计算胎动，忐忑着宝宝能不能顺利出生，待产用品是否都准备好，睡眠不好，行动不便，更没有心情学习了。

现在回想起来不禁觉得无比庆幸。孕期妈妈的身体负担很重，身体荷尔蒙的变化本身就会导致孕妈妈记忆力变差、反应能力下降，如果这个时候参加各种考试就需要花费比常人多一倍的精力。孕妈妈如果大量用脑，大脑留给宝宝的养分就会相应减少。会增加孕妈妈的压力不说，对宝宝的智力发展也会产生影响。

就说我前面那位博士朋友，她孩子的学习成绩始终不尽如人意，参加补习班，自己督促，方法用尽，成绩依然扫尾。她常常感叹自己的成绩那么优秀，为什么孩子的名次却始终上不来。这一切与她怀孕期间过分用脑不无关系。即便抛开孩子的成绩不说，怀孕期间能做到像博士这么优秀，本身就是奇迹。

所以，一旦怀孕，除非万不得已，否则还是安心养胎，让自己拥有一个健康的身心。毕竟，孕期的情绪与心情是关系到宝宝一生的大事，充电、学习这些事等宝宝顺利降生后再去做也还来得及！

孕期充电推荐课程

看了这个标题，或许你会好奇：前面不是说孕期不适合充电吗？为什么这里又要推荐课程呢？

是的，孕期不适合进行脑力挑战，不适合学给自己带来压力的课程。但孕期有些知识也是必须要学习的，一起来了解一下吧。

（1）参加孕产保健及育儿辅导班

资讯时代，孕产育儿方面的知识网上随便搜一搜就有一大堆，但最权威的还是推荐参加孕产医院专门举办的辅导班。我怀孕的时候就与先生一起读了孕产知识。课程内容十分丰富，既有孕早期、中期、晚期的营养知识及注意事项，也有孕妇瑜伽、有氧运动等知识，还有特意针对孕晚期妈妈的拉梅兹呼吸法、生产时如何使用麻药、如何给新生宝宝冲奶、如何洗澡、如何抱孩子等内容。这些知识虽然网上和书上都能查到，但课上会让准妈准爸实际操练，遇到真实场景时更容易上手。而且上课时还能认识预产期差不多的孕妈咪，大家可以交流分享经验。

（2）认识一些有经验的妈妈

过来人往往可以分享很多有用的经验。小到怀孕时的一些具体状况，大到怎么办大卡、如何预约，有经验的妈妈都能给出很多有用的知识。当然，在交流过程中也要注意分辨，多吸收那些积极向上的经验，以免过多前车之鉴增加心理阴影。

（3）参加"准妈妈俱乐部"

如今网络发达，在亲子论坛、QQ群上可以找到许多与自己预产期差不多的准妈妈群，大家可以一起交流宝宝的发育情况、孕期知识，当出现问题时，还可以积极请教，找到更多解决办法。

（4）做一些陶冶情操的事情

怀孕的时候做一些自己感兴趣的事情，既能让自己的生活节奏变慢，又能陶冶情操，让心情变得更好。琴、棋、书、画、手工、摄影、美食……只要自己喜欢，种点花花草草都可以当做自己的特长。我怀孕时，或许是想让宝宝穿上妈妈亲手织的衣服，突然开始对编织产生了浓厚的兴趣。买回一大堆绒线、指导书，一针一线给宝宝织了好几套毛衣，在编织的过程中，因为怀有美好的愿望与憧憬，心情也变得特别好。宝宝出生后，看着他穿着自己亲手织的衣服，内心那种满足的感觉无法用任何言语来形容。

3. 工作，有点力不从心了

小王说："我刚刚在洗手间里痛哭了一场，我实在不想再这么辛苦了。早上坐地铁的时候突然晕倒了，好在旁边的好心人扶住我，到公司的时候人已经很难受了，但同事偏偏找我的茬儿。明明是他自己失误导致计划出了问题，他却把责任推在我身上。我真是又气又急，心情复杂极了。我在办公室里又不能放声痛哭，所以只能跑到洗手间发泄。我好想辞职啊！"

工作与怀孕，可以兼得

怀孕后，工作还是在家休息，是一个很让人纠结的问题。坚持工作，一方面是出于经济考量，毕竟在这个商家信奉"孩子的钱最好赚"，家长信奉"要给孩子最好的"时代，努力上班挣钱才是王道。另一方面则是因为习惯了朝九晚五的生活节奏，害怕离职后做全职妈妈会被社会抛弃。

坚持怀孕后做全职妈妈的人则认为，辞职后可以专心备孕，营养更有保障，有更多的时间和宝宝相处，更有利于宝宝的成长发育。而且免去了上班挤公交车、地铁的麻烦，更加安全和舒适。

在我看来，除非身体状况不允许，否则还是坚持边怀孕边工作比较好。可能因为我是意外怀孕的关系，从发现怀孕的那一刻起，我都只想过为了工作放弃孩子，而没有想过为了孩子放弃工作。怀孕让我失去了一次重要的升职机会，已经让我很失落，我不想因为怀孕彻底失去工作。领导虽然对我意外怀孕感觉不爽，但他还是很体谅地布置一些清闲的事情给我。不管什么事情，我都一如既往地认真对待。或许正是这样的态度，让我的工作能力得到更多的认可。

怀孕后不仅领导、同事与客户，甚至周围陌生人的态度都会变得宽容，不论是原先争强好胜的同事，还是锱铢必较的客户，态度都好了很多，很少对一位"大肚婆"吹毛求疵。而上下班过程中挤公车时陌生人的友好相待，更是会让人心生感激，情绪变得乐观起来。这个阶段，也是与已为人母的女同事关系最融洽的阶段，"腹中的孩子几乎成为我的快乐护身符"。那些作为过来人的女同事，提供了相当多的育儿经验，让人体会到别样的温暖。这些贴心经验，可比待在家中，由老外婆或老保姆传授的科学和客观得多！

怀孕后坚持工作还会减少"致畸幻想"。我的一位朋友怀孕后就离职了，可能因为一个人在家的缘故，她经常胡思乱想，有时候还在QQ上问我，怎么样才能确定宝宝是否健康，彩超是不是真的能查出宝宝是不是健全，有没有可能兔唇、斜颈或长六根手指等状况查不出来的？即使我一再安慰她，依然发现她越到孕晚期担心越多。而我可能是一直在工作的关系，压根没有时间和精力去考虑这些问题。即使有时候这些疑问冒上来，与周边的同事一说，也马上会被打压下去：你看我们单位的孩子有几个是有问题的？现在科技这么发达，有问题一检查就知道了！

怀孕后坚持工作还有一个好处就是更利于分娩，产后恢复更容易。孕期坚持上班，可以拓展女性的骨盆，增强腹部与腿部的韧劲，工作中的准妈妈身材保持情况也更好一些。尤其在怀孕六个月以后，如果没有外出工作的动力，人会变懒，觉得一动就吃力，而"懒惰不思动"，将导致体重激增和难产机会增加。而职场生活的艰辛使职场孕妇可以更加坦然地面对分娩时肉体上的疼痛与心理上的巨大压力，利于分娩，经常活动的孕妈妈产后恢复也相对较快。

正是上面这些理由，让我坚持工作到预产期前一周。当然，如果你也像案例中的小王一样孕吐特别强烈，也可以请假在家休息，毕竟宝宝的健康胜过一切。不过怀孕后究竟是坚持工作还是辞职在家，都要根据自己的状况进行判断。

工作或离职的判断标准

当得知自己怀孕的那一刻起，孩子和工作这天平的两端就开始在心里摇摆起来。孕妈妈最好根据自己的状况做一个成熟的判断。

如果你选择做"全职准妈妈"，那就看看你是否具备以下的条件。

（1）经济宽裕

现在，养一个孩子并不容易，所有与宝宝有关的花费都不便宜，奶粉、尿布、学费……曾经有人做过一项调查，发现一个孩子从出生到大学毕业平均需要花费近 50 万元，如果你的家庭收入宽裕，经济状况稳定，先生可以负担你和他两个人以及将来宝宝的费用开支，你就可以安心辞职做全职妈妈。

（2）与先生达成共识

生育孩子是人生的一个重要阶段，宝宝最重要，在孕期保持好心情有利于宝宝的发育成长，自己也不用忍受工作的烦恼与上下班挤车的痛苦。如果你的先生也是这样的看法，并且愿意自己承担所有的经济开销，那么就可以选择辞职；否则，离职在家只会导致夫妻不和，心情不畅。

（3）有面对新问题的勇气

摆脱纷繁复杂的工作干扰，是为了保持良好的身体和精神状态，全身心地投入到孕育健康宝宝的过程中去。但旧的问题解决了，又会不断有新的问题产生：烦琐的家务，无工作所引起的无聊、烦躁、担忧、失落等情绪，周遭人不理解的目光，尤其有些思想观念比较老旧的婆婆，不太看得习惯媳妇怀孕后所有的家庭压力由宝贝儿子独自一人承担，言语中常常表露不满，自己更害怕被先生抛弃、被社会抛弃……这些问题都需要你有足够的勇气面对。

如果以上三点你都能满足，就可以安心做一个全职妈妈了。当然，如果你本身身体状况不太好，经常感冒，有习惯性流产等，或者你的工作环境不好，需要接触化学物品、工业品等，或是公司上班的氛围不是很好，最好也选择辞职在家养胎。

从一个经济独立的女性到一个整天围绕先生和宝宝转的全职妈妈，内心会产生极大的变化。决定辞职，内心就一定要有坚定的信念：人生的每个阶段，都有应该做的一些事。在家孕育孩子就是这个阶段该做的事情，准妈妈不必产生依附先生的自卑心理。因为作为一位伟大的母亲，你在为社会培养一个"优质宝宝"而努力，其中付出的辛劳，就如同作为社会职业人一样，值得自豪和被大家肯定。

与"全职准妈妈"相比，"职业准妈妈"相对比较辛苦一点，但是从很多过来妈妈的经验来看，她们都是这样过来的，而且做得很好。只是在工作中，需要忍受妊娠的不适反应和一定的工作压力。但只要你的身体、心理状况良好，这些都是可以克服的。

有些"职场准妈妈"内心会有愧疚感，担心怀孕后工作是对宝宝不负责的表现。其实，做"职业准妈妈"并非意味着"对宝宝不负责任"。因为无论工作与否，只要妈妈健康、心情愉快，胎里的宝宝就一定健康。当你挺着肚子和同事一起努力工作时，得到的绝对不是恶意的目光，而是无数钦佩的眼神——你是一个坚强成熟的准妈妈！

"职场准妈妈"的状况比一般人特殊，因此以下注意事项千万不要忽视。

（1）一旦确诊怀孕，并计划好要孩子，就要尽早向单位领导和同事讲明，以便安排工作。自己也要调整心情，放慢脚步。

（2）大约有75％的妇女在孕早期会有恶心、呕吐等不适反应，最好随身携带几个塑料袋，以备呕吐时急用。

（3）怀孕后营养很重要，要注重三餐的营养搭配，尤其是中午。孕妈妈因为负担两个人的营养供给，要多准备一些零食及水果，随时吃一点。

（4）注意补充水分，多喝水。怀孕后，因为子宫的压迫，会造成小便次数增加，频繁上厕所。孕妈妈不要不好意思，应随时排净小便。

（5）适当地休息。工作一段时间后要适当地做做伸展运动，坐久之后走一走，站久之后抬抬腿，这样可以减轻腿和脚踝部的肿胀感，减少腿部水肿。如果身体不适得厉害或是孕晚期出现水肿等症状，就要请假休息。

（6）穿着宽松、舒适的衣服和鞋子。怀孕后身材会发生变化，尽量选择专为孕妇准备的贴身内衣和特制袜子，减轻静脉曲张和肿胀感。

（7）注意防辐射。现在孕妈妈大多很注意防辐射，电视、媒体上关于防辐射服有用还是没用的争论很多，不过不管有用没用，做好防护工作总胜过什么事都不做。

4. 怀孕了可以不加班吗

Berry 怀孕至今已经 7 个月。她所在的公司业务特别繁忙，经常安排员工加班。随着身体的变化，Berry 的行动越来越迟缓，她很希望能够每天按时下班，不要再加班。但公司却依然安排了很多加班任务，常常加班到深夜。Berry 的部门人手少，忙不开是实情，如果把她的工作转给其他同事，又会引起他们的不满。为此，Berry 特意找过领导，领导听后直接翻脸，告诉她接受不了就辞职啊！而最让 Berry 气愤的就是由于孕期需要经常到医院进行检查，按国家规定，应正常发放工资，但公司却按"请假"处理扣除了 Berry 的奖金。Berry 想与公司理论，但又怕被穿小鞋……

巧妙面对孕期加班

其实，Berry 的担心完全没有必要。一直以来，我国劳动法都对职场女性权益有特殊保护。但一些用人单位仍因"不懂法"而违规，一些职场女性也对自己的权益不甚了解。

2012 年 5 月，国务院公布了最新的《女职工劳动保护特别规定》，指出用人单位不得因女职工怀孕、生育、哺乳降低其工资、予以辞退、与其解除劳动或者聘用合同。对怀孕 7 个月以上的女职工，用人单位不得延长劳动时间或者安排夜班劳动，并应当在劳动时间内安排一定的休息时间。怀孕的女职工，在劳动时间内进行产前检查，应当算作劳动时间。

如果你已经怀孕 7 个月以上，你可以按照法律规定与老板"据理力争"。见过很多职场孕妈妈，因为忍受不了孕期的加班而与老板理论，最后的结果大多不欢而散。站在孕妈妈的角度，担心工作强度过大对腹中的宝宝不利；

而站在老板的角度，却是觉得既然花了钱雇了人就要为我所用。怀孕了又怎么样，怀孕是你个人的事，工作却是整个公司的事，不能因为个人而影响所有的进度。

我的一位朋友在处理孕期加班时的态度就很值得借鉴。在她怀孕3个多月的时候，公司因为忙一项工程，要求所有员工每周一至周三加班到晚上9点。坚持了两个星期后，她觉得这样的劳动强度实在有些吃力。她很想跟领导商量，但公司人手有限，原本公司照顾她怀孕已经减少了她的工作，如果她再逃避加班，她的工作就要分更多给别的同事去做。她思来想去，决定认真与领导谈谈。找到领导后，她并没有开门见山聊加班的事，而是与领导谈了一系列事关项目的问题，提了很多想法和建议。听了她的话领导大为感动，趁着领导高兴，朋友真诚地表达了因为怀孕给公司带来的不便。领导大度地表示在怀孕的情况下还这么卖力工作已经很不错了，并关切地询问她加班身体能否吃得消。她委婉地表达了加班给身体带来的负担，同时告诉领导她其实很想把工作带回家，但又害怕领导为难。看着她难过的样子，领导宽容地同意了。虽然得到了领导的支持，她也没有一下班就马上走人，而是在办公室加班一段时间，帮同事做好一些事情才回家。自己没完成的工作她也坚持带回家去做。看着她这么认真的样子，同事也心生不忍，默默地帮她做了很多事。及至休完产假回到单位，公司经历了一次大调整，但她却因为孕期的表现而得到领导的重用。

所以，孕妈妈即使要与老板讲清楚不希望加班，也要注意语气和方式，最好温柔而坚定地与对方理论，不要把对方当成上司或敌人，更不要表现出"看不惯就开了我"的态度。且不说生完孩子大家还要继续做同事，就算生完孩子就辞职换工作，大家可能还是在一个圈子里做事，多一个人夸你总比多一个人背后捅你一刀好。跟领导商量的时候要考虑到对方的实际困难，这样才能得到对方的理解。

5. 维护自己的正当权利

琳琳是一家大型企业的员工，2012年初升职为销售主管，工资标准提至每月 8000 元。当年 8 月，她怀孕了。公司认为她不宜再从事销售，从 11 月起将岗位更换为内部文秘，并将其工资降为 3500 元。琳琳决定拿起法律武器为自己维权。

孕期维权不要犹豫

我一个朋友的遭遇与琳琳的状况如出一辙。朋友的公司在上海，2010 年与北京的一家公司合并成立了一家新公司。2011 年 7 月，朋友怀孕 3 个月时，公司进行了一些人事变动，当时朋友的合约已到期，公司迟迟不与朋友签署新的合约，在未与朋友进行任何协商的情况下，就私自改变了朋友的工作岗位，并把她的工资由原先的 12000 元降至 5000 元，希望朋友能自动走人。朋友得知这个消息后，先是查了所有有关的法律文件，确定公司这边是违法的之后，朋友收集好工资单、原先的雇佣合同，打印好相关的法规，找到人事部门。看到朋友有备而来，人事部门也慌了。最后协商的结果是双方不再续约，公司按原合约标准赔偿孕期至产假期间的所有工资。

朋友的事例告诉我们，在孕期，一旦遭遇公司的不公正待遇，就不要有任何犹豫，坚决维权到底。先收集好所有的证据与资料，与公司进行协商。工资条、合同原件、办公环境的照片、上下班打卡条，外加法律法规对孕期的特殊规定，这些资料都会成为有利的证据和武器。拿好这些资料去跟人事部门谈，基本都会得到满意的答复。

有些孕妈妈因为受到公司的不公正待遇，心生不忿，也不想再与他们协商，而直接进行劳动仲裁。其实，交给劳动仲裁既伤神又伤心，还耗费时间。而且即便进行劳动仲裁，他们也会要求仲裁双方先行协商。孕妈妈就算对公司有再多的不满，也最好先耐心地与公司进行协商，不要意气用事。我一个朋友因为无故被开除而与公司闹上法庭，搜集证据用了一个多月，递交给法院，排期审理又是一个多月，开庭那天，法院也是询问双方是否愿意调解，没调解成功才开庭审理。但审理完等了两个多月才拿到结案通知。虽然朋友最后获胜了，但最后的赔偿与她浪费的时间实在不成正比。孕妈妈本身就是特殊人群，怀孕了如果还纠结于公司的不公平待遇，只会让心情变得糟糕，这样对宝宝的发育也不利。

在怀孕期，妈妈需要特别注意的就是一定要即时保留所有证据，不要随意签订具有承诺或放弃权利性质的文件。孕妈妈的权益受法律保护，企业只要做出对孕妇不利的事情，孕妈妈就不要有任何犹豫，坚决维权到底，一定会得到公正的对待。

好妈妈必修课堂

怀孕后的生活与夫妻的二人世界相比，变化了很多。大多数女性会享受到来自丈夫与双方父母无微不至的照顾与关怀。但事实并不总是一帆风顺的，有些孕妈妈也要痛苦地面对丈夫出轨、公婆只想要男孩等状况。无奈、纠结、焦虑伴随着胎儿的成长，成为横亘在孕妈妈心头最大的石头。如果出现这些问题，孕妈妈究竟应该怎么办呢？

1. 孕期如何拢住男人心

我已经怀孕7个月了。自从怀孕之后，就一直觉得老公行为反常，但是我一直努力地安慰自己，老公是一个很有责任感的人，他不会做对不起我的事情。

前天，我无意中看到了他的短信，我发现，如我所料，从我怀孕那一刻开始，老公就有了外遇。我去责问他，他半点不隐瞒，一五一十地全告诉了我。说是在我怀孕期间被一个女人勾引了，他说因为我怀孕，他实在耐不住寂寞，他告诉我他们现在已经分手，保证以后再也不会有任何联系。我哭着问他，为什么要承认，为什么不撒个谎骗我，他说被我发现了再不告诉我心里太愧疚……

我感觉天塌了，我不知道为什么这样的厄运会落在我身上，老公说他根本没打算跟那个女人在一起，他根本没想过和我分开，他很期待自己的小孩，他很爱我，很爱我们这个家……可是，我感觉得到，他对那个女的还是有点感情，我不知道究竟要怎么办。我想离婚，想引产，可是好像又狠不下这个心，我究竟应该怎么办啊？

孕期，是男人外遇的高发期

越来越多的数据显示，孕期，是男人外遇的高发期。当准妈妈沉浸在孕育生命的幸福中时，他也许正在发生一些微妙的变化。

很多女人无法理解，为什么自己那么辛苦地为他孕育下一代，但他却忍受不了寂寞出去乱搞，甚至理直气壮地提出离婚。有的孕妈妈哭过，闹过，最后因为孩子把老公拉回身边。也有的孕妈妈苦苦纠缠，也抵不过对方的绝情，最后愤而打掉孩子。最令人悲哀的莫过于2011年在上海发生的孕妈妈自杀事件：年仅33岁的刘小姐在距离预产期仅剩10天时在家中烧炭自杀身亡，导致她自杀的原因正是丈夫出轨且突然失踪。

孕期，是女性最脆弱的阶段，她要以最佳的营养和安全的环境为婴孩提供成长的需要，所以要求一个安定的哺乳环境，一个不会中途抛弃自己的伴侣对怀孕期的妇女非常必要。女人知道，当自己的身体不便时，男人会容易出外找女人，她们担心自己的地位、名分和爱情会被替代，她们更担心男人出去偷腥，弄出另一个孩子，导致自己孩子的成长资源被剥夺。所以，孕期的女性往往更敏感，更容易患得患失，她们需要男性不断地承诺自己对家庭的忠诚。

从男性的角度来看，妻子怀孕后意味着他要承担更多更大的压力，意味着他的生活将会产生巨大的变化，在孩子来临的喜悦过后，男人常常会患上孕期综合征。

（1）他要和孩子争老婆

男人们从生下来的第一天起，就比女孩有着更多的占有欲。他们看起来很强大，要承担家庭的压力，但内心中他们依然会像个长不大的孩子，习惯以自我为中心，喜欢家人围着自己转。他们希望把童年那些殊荣和特权能够延伸到新的家庭生活中，让自己过一种"饭来张口，衣来伸手"的生活。

新婚时，男人的这种欲望大多能被妻子满足。但从妻子怀孕的那一刻开始，一切就开始发生了改变，小生命现在占据了女人的全部身心，因为强大的母性，女人把精力放在了将要出生的宝宝身上，因此可能忽略了丈夫。看着妻子每天积极地投入胎教和为宝宝做的各种准备中，男人又开心又失落。一方面，他们享受着即将要做父亲的喜悦感，另一方面，他们又很嫉妒妻子的幸福感，因为他们完全无法体会肚子中有个小宝宝的感觉。最重要的是，他们开始发现自己在妻子心中的分量已然完全比不过那个小小的"第三者"！

（2）压力让他比女人更焦虑

从远古时代，男人就开始被赋予养家、保护妻子的重任，所以男人们知道，除非自己足够强大，否则，他们很难撑起一个家。

在女人全心全意享受做妈妈的喜悦感时，男人却在辛苦地打拼。白天他要工作养家，看老板的脸色，晚上回到家里要做一个体贴的准爸爸，帮忙做家务，承受准妈妈的情绪风暴。即使他的内心非常焦虑，担心自己的能力是否足够保障孩子顺利成长，但表面上他依然要不动声色，保持开心的状态。此时，如果他恰好不属于精力过剩的人，必然会感到心力交瘁。

（3）他的性欲望无法满足

怀孕后，夫妻双方都会自觉中止或减少性生活的次数。孕妈妈因为注意力全被未来的小生命牵扯而去，全身心充满了做母亲的喜悦，对性生活的欲望更低。但男人不一样，他们虽然可以克制自己的欲望，但他们仍然会产生性冲动。科学试验表明，男人每6分钟就会产生一次性幻想。想想看，在很长的一段时间里，他只能每天看着你，近在眼前却碰不得，他的性焦虑无从发泄。

此时，如果几个要好的哥们儿邀他去风月场所散散心，或正好有一个如花似玉的美眉对他投怀送抱，他就很容易"为性出轨"。很多孕妈妈正是痛恨这一点，觉得自己水深火热准备做妈妈时，他却在外面风流快活。其实，男人出轨后内心也是非常后悔的，他们痛恨自己的行为，但又控制不了自己的欲望。他们很害怕自己的出轨行为被妻子发现，一旦被发现又受不了内心的煎熬，他们往往会坦率承认，这样的结果好过他们独自内疚。

所以很多男人在妻子生产后就会恢复正常回归家庭。因为这个时候他们的欲望能够通过正常途径解决了！

（4）逃避"家庭"

这里所说的"家庭"，并不是夫妻二人的小家庭，而是包含各自爸妈的大家庭。怀孕后，各种关爱自然接踵而至，尤其是丈母娘，她们深知女人怀孕的辛苦，担心女婿粗枝大叶，不懂得照顾自己的女儿，于是很多岳母主动请缨，为小家庭做起了义务保姆。

就如同婆媳矛盾一样，女婿与丈母娘也存在矛盾。首先，岳父岳母对他来讲就算是外人，各自的生活习惯差异极大，双方要融洽地生活在一起一定需要一方妥协。而妥协的一方一定是女婿。他们很懂得顾全大局，即使他们内心不爽，他们表面上仍然恭恭敬敬，但是由于他主心骨的地位被取代，家里陡然降临了一个"太上皇"对他指三道四，偏偏老婆又不体谅，和母亲结成统一阵线打压他，他会惶惶然不知所措，急切地想要找个理由逃离家庭。

以上这些原因，都有可能导致男人在妻子怀孕时出轨。但不管男人多么绝情，一旦孩子出生，男人基本都会回归家庭。即使他对老婆已经没有了爱，但孩子却可以满足他有个拥有自己特征的后代的虚荣，并勾起男人最大的潜藏欲望：重新返回任性、被母亲照顾、依赖女性的无忧日子。所以多数男人出轨后，最终都会选择浪子回头。

防止丈夫出轨，你可以这样做

每个人的内心都有一个小孩。再能干的男人，一旦回归到家庭，都希望自己能像小孩一样被包容，可以恣意妄为，随心所欲。

有个广告语说，女人是一天的公主，十个月的皇后。怀孕后，女人开始享受皇后的待遇，除了本身对宝宝的关注分散了她们的注意力之外，她们也喜欢自己是被宠爱被照顾的那一个。这样的矛盾只会让男人多一个出轨的借口。如果不希望自己怀孕时被老公出轨影响心情，孕妈妈就一定要多关注准爸爸，帮他分担压力，给他一个栖息的港湾和放松的空间，不要让他感觉到自己被忽视。

最好不要让双方的父母掺和到你们的小家庭中，不管是你的父母还是他的父母，最好都不要。如果实在没有办法拒绝老人家的热情，你也要切记一定要给老公足够的尊重和面子，不要在自己爸妈面前给他难堪，更不要和你爸妈同一战线，强迫他为你改变。因为在他心里，你爸妈始终是外人，就好像你永远没有办法把他的爸妈当成自己的爸妈一样，大家保持适当的距离，你们的家庭才会足够稳固。

如果男人已经出轨，怎么办

如果发现男人出轨了，在伤心绝望之后，很多女人的第一意识，就是要离婚。然后腹中的宝宝到底要不要就成了最让人纠结的问题。看见过无数纠结的孕妈妈哭泣着询问自己要怎么办。如果你遇到这样的问题，千万不要冲动，更不要像那位上海孕妈妈那样绝情地带着孩子一起自杀。无论怎样，孩子都是无辜的。想办法先让自己冷静下来，然后再想：

你觉得女性单方面有权决定不要孩子吗？

你有勇气放下不再爱自己的空壳丈夫吗？

你觉得夫妻之间还可以再沟通吗？

无论怎样，都不要冲动地拿孩子当武器，不要自己决定孩子的去留。孩子是属于你和丈夫两个人的，即使你们感情不再，即使你狠下心不要这个孩子，你也需要尊重他的意见。如果已经怀孕七八个月，更不要冲动地做任何决定。七八个月大的胎儿，已经有足够的能力离开母体存活了。就算老公犯了不可饶恕的过错，孩子依然是无辜的，不要把气撒在孩子身上。

关于第二个问题，我相信很多孕妈妈的回答都是放不下吧！婚外情并不是不可饶恕的过错。既然放不下，就需要心平气和地用一个成熟女性处理问题的方式去对待这件事。悲伤过后生活还是要继续。婚姻是一门需要双方共同努力的学问，男人出轨，虽然他是直接过错方，女性也一定有做得不够的地方，不要一味地指责他。这样的指责并不能帮你解决你们的问题，反而会把他推得更远。

如果你们俩都不希望离婚，那你们就要放下负面情绪，心平气和地好好谈。这里需要提醒孕妈妈的是，当男人向你表达歉意的时候，如果你选择原谅，在原谅的同时一定要他做出补偿。这个补偿要使你觉得痛快，而他又力所能及。比如，一次旅行，一次昂贵的晚宴或者一个你向往已久的物质需求。或许你会觉得这样有亵渎你们纯净爱情的感觉，但从维系夫妻关系的角度来说，当一方出轨后又想回来时，他的内心很忐忑，很希望对家里做出补偿。这时，没出轨的一方如果坦然接受他的补偿，你们夫妻的关系才会回到平等的界线上。否则，你会一直觉得他欠你的，而他内心也因为一直没有补偿而觉得在家里没有地位。这样长期下去，你们只会面临再一次的婚姻危机。

如果对方去意已决，双方也最好用"好聚好散"的态度终结此婚姻。没有什么是不能通过沟通解决的。凡事必有三个以上的解决方案，多想想，多沟通，说不定你们会找到更好的办法。

2. 让家人坚信：生男生女都一样

丽丽怀孕 4 个月了，老公一直托关系让她检查胎儿的性别。丽丽很不解，告诉老公，不管是男是女都已经是无法改变的事实，何必要提前知道答案呢？老公却告诉她，如果是女儿就打掉。她问老公为什么这么残忍，老公的回答是：他们夫妻只能生一个，如果这个是女儿，他想再要个儿子，就必须与他的仕途说拜拜，所以去检查一下，无论如何也要生个男孩。纠结了一晚上，丽丽告诉老公，怀孕 5 个月以后去检查，如果是女孩，就离婚，让老公再找人帮他生儿子！老公听了丽丽的决定，一声不吭。丽丽很伤心，她不明白为什么老公会如此重男轻女！

重男轻女依然存在

丽丽的遭遇令人唏嘘，很多人想不明白，为什么到了 21 世纪，还有人这么封建，一心只想要男孩？如果只是老公重男轻女也就罢了，最让人受不了的是婆婆的态度。同为女人，为什么就一定要鄙视自己女性的身份呢？

在我怀孕的时候，这样的感受最强烈。我的父母养了四个女儿，我是最小的，爸妈很宠爱我们。我也曾很严肃地问过爸妈，没有儿子是不是觉得挺遗憾的，生我的时候是不是挺希望是个儿子？每到这时，爸妈都笑着告诉我：曾经是挺希望有个儿子，不过生出来发现是女儿也很开心，从来不后悔没有儿子！从小在父母宠爱中长大的我，也没有强求一定要是儿子或女儿，只满心希望他健康，是男孩或是女孩根本无所谓。即便有朋友告诉我，可以托关系去查孩子的性别，都被我和老公拒绝了，我们希望让惊喜留到孩子生出来的那一刻。

相较之下，婆婆的态度就分明多了，从知道我怀孕的那一刻开始，婆婆就很坚定地表示：这一定是个男孩。老公曾不止一次对婆婆说：您不要这么迷信好不好？现在已经怀孕了，是男是女都已经定了，没法再改变。每到这时，婆婆都是一脸不屑地对我们说：你们懂什么？我说是男孩就一定是！

婆婆的这种态度实在让我受不了，好多次，我都感觉自己要跳起来跟她大吵一架，质问她，身为女人为什么这么歧视女性。但最后想想实在没必要，毕竟对方是老人家，退一步海阔天空，只要婆婆来我们家，我都做好一切该做的"本职工作"。但我内心的怨气一定要找个地方发泄，于是私底下，老公就成了我的出气筒。每到这时，老公都是安抚我，任我责骂，然后轻抚着我的肚皮对我和宝宝说：不要跟奶奶计较，奶奶年纪大了，想法不一样。我们很难去改变她的想法，就像我们很难接受她的想法一样。重要的是我们清楚自己的态度，宝宝是上天赐予我们最重要的礼物，健康就好，性别根本不重要。

女人要认清自己的价值，女人不是生育机器，孩子的性别也不是由女人说了算。与其在怀孕的时候整天纠结着不是儿子怎么办，还不如保持好心情，坦然接受呢！相信等孩子出生了，一切都会变好的！

应对重男轻女之策

既然重男轻女的思想一定程度上依然存在，那孕妈妈不免会受到来自各方的压力，比较好的做法是：

（1）不予理睬

有时候，公公婆婆对男孩的期待比丈夫要高得多。无论是谁执着地希望生个男孩，孕妈妈都不要放在心上，只管自己的身心健康就是了。

（2）让对方知道太过关注性别不利孩子健康

有研究表明，如果怀孕的时候父母对胎儿的性别过度关注，有可能会导致胎儿心理不健康，孩子长大后成为同性恋的几率也高于父母对胎儿性别没有要求的孩子。因此，为了腹中宝宝拥有正常的性取向，你有理由要求家人不要太关注孩子的性别。

（3）让丈夫明白：女儿是贴心小棉袄

无数爸妈亲身的经历表明，女儿与父亲的关系往往比儿子与父亲的关系更好。而且俗话说得好：女儿是父母的贴心小棉袄。即使丈夫希望是男孩，当孩子出生后，女儿也会赢得父亲更多的关爱。因此，孕妈妈大可放松，不必过于介意丈夫的态度。

3. 老公陪产，益处多多

媛媛怀孕38周了，临近预产期，在期待孩子平安降临的同时，她也有一丝丝的小纠结。在她待产的医院，可以选择老公陪产，她很希望临产时，老公能陪伴在身边。当她把自己的想法告诉老公时，老公却毫不留情地告诉她："我晕血，我担心场面太血腥会晕倒，还是让我妈陪你吧！"在媛媛看来，她只是希望老公能与她一同见证孩子出生的过程而已。

老公陪产，利大于弊还是弊大于利

每一个孕妈妈都希望在分娩的那一刻有丈夫陪在身边，握着自己的手，爱怜地给自己打气，丈夫的安慰与鼓励会给女人更大的勇气。

我也不例外，我一直坚信自己能够顺产，更希望当我在努力的时候，老公能够陪在我身边，给我打气。我不希望自己孤零零地独自躺在产房忍受痛苦。当我在孕产课上听说待产的医院可以老公陪产后，我就开始做老公的思想工作。男人的勇气其实差得多，老公可没有我这么坚决。他查了很多资料后告诉我，女人生孩子太血腥，很多男人因为受不了这么血腥的场面直接在产房里晕倒，还有的男人因此患上了性冷淡。老公说：你不希望因为生孩子葬送了我们的"性福"吧？看老公态度这么决绝，我只能作罢。

出乎我意料的是，在距离预产期还有一个月的时候，有一天，老公突然很坚决地告诉我，在我生产的时候，他会陪伴在我身边。听了他的话，我内心感动极了，我好奇地追问他，为什么临时改变了主意。老公说：看你怀孕这么辛苦，生产的时候一定更难受。你都能坚持过来，我只是陪伴在你身边，给你打气，理应义不容辞。

"难道你不怕血腥吗？不怕留下心理阴影吗？"我问。

老公摇摇头，很认真地说："不管多辛苦，我都一定陪伴在你身边。"老公的话让我热泪盈眶。

临产时，老公为我申请了单人产房。每当阵痛来临时，老公就拉住我的手，很认真地在我身边喊拉梅兹呼吸法的口令。阵痛过去的间隙，他会说一些笑话逗我开心，或是在我疼得受不了的时候，讲一些我们一起旅游度假时的开心经历。在第二产程时，导乐叫我用力，老公也在我身边不断加油，他的声音是我的最大动力。当停下来休息的间隙，老公会很细心地帮我擦汗，给我喝水，然后再一起迎接下一波的阵痛。宝宝生出来的瞬间，我的内心很平静，感觉自己总算完成了一件人生大事，反而是老公的态度让我感动。他激动地哭了出来，一边哭还一边哽咽着叫着儿子的名字："仔哥，仔哥，爸爸妈妈总算见到你了！"当时我躺在产床上，既感动又想笑。我问他为什么这么激动，老公拉着我的手，深情地说："做女人实在太不容易了。我陪你整个产程才知道生孩子有多辛苦，才懂得原来迎接孩子出生是这么神圣的事情。"我问他："你当时没有觉得恶心吗？""怎么会呢？我当时一心只希望宝宝快一点出来。看见他的那一瞬间，我真的觉得造物主太神奇了，根本没有心情去想别的。"

自从老公与我一起见证了孩子的出生后，他对我更体贴了，无论再忙再辛苦，下班回到家，都主动帮忙照顾孩子。每当朋友问我老公陪产到底好不好时，我们都积极鼓励对方：只要条件许可，就一定要老公陪产！

对准爸爸陪产的十大建议

老公陪产虽然好处多多，但也要量力而为。如果老公很排斥或者有晕血等症状，千万不要勉强。否则给老公留下永久的心理阴影，就得不偿失了。

对于已经决定陪产的准爸爸来说，以下十点建议，能够帮你做好更充分的准备。

要点一：做好充分的心理准备

陪产前，做好充分的心理准备。现在科技的发达程度，能提前掌握很多关于临产的讯息。孕妇学校也有专门的准爸爸课程，准爸爸可多查阅一些相关的信息，把自己的心理状态调整到最佳。网上还能看到很多生产的视频，但我并不推荐准爸爸观看。因为视频的感觉与陪产时的感觉、心理状态完全不一样。

有些丈夫陪产时拍 DV 以示纪念，但拍摄时务必要分清主次。拍 DV 的目的是鼓励妻子分娩，应专心拍摄妻子的表情，镜头相当于给她一个暗示，可让她更有勇气完成生育的神圣使命。不要抱着好奇的态度，什么都要拍进镜头，甚至包括分娩时孩子露出头腿的血淋淋画面，那反而会让自己先受刺激的可能性更高。

要点二：耐心等待

每个人第一产程疼痛的时间都不一样。大多数准妈妈在进入医院之前，产程就已经开始几个小时了。有的准妈妈要疼痛一两天才会有规律的宫缩。医院一般会在宫缩每 8 分钟一次时才为她办理入院手续。这时，准爸爸要做的就是帮助准妈妈放松心情，比如陪她看看电视、散散步或搂着她在床上休息一会儿。有的准妈妈产程很快，我认识的好几个朋友，从阵痛开始到孩子出生，只间隔一个多小时。如果是这种情况，老公就要随机应变，第一时间送妻子去产检的医院。

要点三：灵活变通

我们经常能听到或看到很多有效的产程方案，但这并不意味着也适合你。产前，与老公好好沟通，告诉他自己的想法和心愿，再根据实际情况进行调整。

要点四：不要在意妻子的"拒绝"

分娩过程中，准妈妈可能完全进入了她自己的世界。要知道，生产是一个漫长而艰辛的过程，有些准妈妈靠自我鼓励来对付临产的剧痛。有时，准妈妈也可能会变得急躁易怒，变化无常。比如，分娩刚开始时，她也许很喜欢老公为自己按摩，但很快又表示老公的触摸令她无法忍受，而且这种变化来得让人毫无心理准备！在这种时刻，最重要的一点是，不要误解妻子的这些行为，不要觉得她这是在拒绝你，她只是对正在经历的疼痛做出反应而已。

要点五：为准爸爸准备些东西

进入孕后期，准妈妈会早早清理好孕产包。孕产包里，宝宝的衣服、妈妈的用品都很齐全，唯独忘了准爸爸的用品。那几天，准爸爸会更辛苦，要在医院过夜，陪伴妻子。所以，应该提前让准爸爸准备好要用的东西，例如：干净的衬衣、舒适的鞋、点心等。如果准妈妈选择了水中分娩，医院又允许准爸爸陪同的话，还可以带上泳裤以便陪产。

要点六：多多提问

医疗纠纷不断的情况下，医生在做什么以及这么做的原因大多会找家属解释清楚，但并不是所有的医生都会解释。因此，不管是关于医疗方案方面的问题，还是使准妈妈更加舒服的方法，都不要因为不好意思而不去问医生，特别是有的准妈妈在这时候不想自己提问，准爸爸就更需要主动了。

要点七：做准妈妈的好帮手

只有你和你的爱人最清楚你们自己的需要，但准妈妈此刻显然不适合做出各种决策。如有必要，准爸爸要随时做好一切准备：可能要去叫医生护士来查看妻子的情况，要去办理各种手续，或者去打壶开水。另外，如果妈妈打算进行母乳喂养，还需要和医生护士确认，宝宝一出生后她就有机会喂奶。最后，要确保有人能帮助妻子解决随时可能出现的问题。

要点八：帮妻子集中注意力，放松身体

在准妈妈需要的时候，帮助她采取各种减痛措施，别忘了利用那些在产前辅导课中或书本上所学到的知识。比如，建议妻子换个姿势，或帮助她寻找一种宫缩时能让她转移注意力的方法，如和她一起调整呼吸，说些安慰的话，或给她做脚部按摩。当她开始觉得又熬不过去时，就重复这一套办法帮她坚持下去。

分娩时，准爸爸应该站在或者坐在妻子上半身附近，握住妻子的手，注视妻子的眼睛，不停地说话鼓励她，比如"要加油""不要怕""你能做到""你很厉害"之类。同时帮助妻子按摩肚子或者腰底部。

要点九：清楚自己的能力

产房是个紧张忙碌的地方。进入产房陪产，准爸爸要很清楚哪些是自己能做的，哪些是应该让医护人员去处理的。不要大惊小怪，也不要随便乱说乱动，放心让医护人员做他们的工作，你只需要集中精力安抚准妈妈的情绪就好了。

要点十：只要你在场

生活中有些时候，你"在场"比做什么都重要，妻子分娩就是这样的时刻。虽然你得让医务人员来对付所有的状况，但只要你在场就管用！而且，不论你现在的真实感受是什么，都要做出一付充满信心和镇定的样子，对妻子说："你做得真棒！一切都进展顺利！"待度过这个艰难时刻，你会有时间让自己放松下来的。

第二章

产假中，让身心都好好调节一下

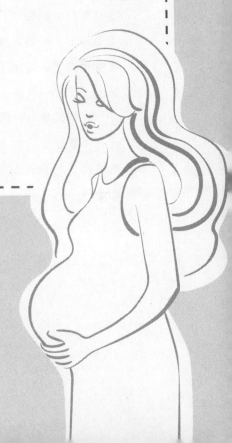

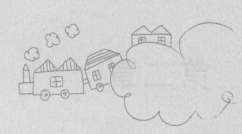

经历了十月怀胎的辛苦，终于迎来了宝宝呱呱坠地的大日子。怀孕的时候总希望孩子快点出生，等到孩子出生了，才发现苦日子才刚刚开始。洗澡、喂奶、脐部护理，在孕妇课堂学过的照顾新生宝宝的方法，临到使用却发现理想与现实的差距不是一点点。新生儿娇嫩的身体完全不敢碰，给宝宝洗澡就像打仗，家中大人六七个，却搞不定一个小娃娃……

在与小娃娃"战斗"的同时，妈妈自身的情绪更是像坐过山车一样，时而开心，时而又会因为一点点小事而情绪失控，奶水不足、婆婆照顾得不好、老公不够体谅……任何一点点小问题，都可能引发情绪大崩溃。

我建议每个新妈妈都尽量利用好产假的 4~6 个月时间，调整好自己的身心状态，全力接纳这个小生命，不断适应"妈妈"这个角色，同时为自己重返职场积蓄能量。

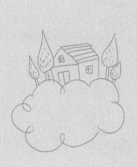

孩子在左

> 怀孕时，妈妈们大多希望孩子早点出生，一方面能早日看到宝宝可爱的小手小脚，另一方面也能早点解除"负担"。等到孩子出生后才发现，一切都跟预想的不一样，连抱孩子这么简单的事情都要从头学起，更不要说洗澡、喂奶和基础护理了！但这是每一个妈妈的必经之路，妈妈们要鼓起勇气，抖擞精神，学做一名育儿高手！

1. 抱孩子也是一门技术

在宝宝刚出生的那几天，新手妈妈遇到的最大难题就是完全不敢碰这个软绵绵的小家伙，就怕伤到他！除了喂奶有亲密接触外，其他时间都尽量让他自己一个人躺在小床上，看别人抱着更担心会不小心伤到他。怎么办？

不敢碰宝宝，是新妈妈遇到的一大难题

不敢碰宝宝，是很多新手妈妈都会遇到的难题。孩子在刚出生的前几周里，非常柔弱，很多父母不敢抱，怕伤着孩子。

我们也是一样。生完孩子住医院的那几天，除了孩子眼睛睁开时逗逗他，更多的时候我们是让孩子躺在自己的小床上。产后我的身体非常虚弱，完全没有力气抱宝宝，而老公则因为担心自己笨手笨脚伤到孩子，所以也避而远之。

生完孩子的前两天，我基本都没有奶水，曾经很焦虑地问医生，这个状

况是不是不正常。医生只是笑着安慰我：不用担心，很多妈妈都是这样。好在医院有喂养室，护士每隔四小时会把宝宝带过去喂奶。即使没有母乳，仔哥也都吃得饱饱的，这样的局面持续到了第二天晚上。

那天下午，医院喂奶的时间到了，仔哥估计是不饿，只喝了一点点。到半夜3点多钟的时候，仔哥突然醒了，哇哇哭着要喝奶。医院晚上喂奶的间隔时间长一些，要六个小时，早上5点左右才会带宝宝去喂奶。因为经验不足，我们自己没有预备奶粉。见仔哥哭闹不止，老公只能鼓起勇气，把仔哥抱到走廊上去走一走，因为害怕伤到宝宝，老公小心翼翼地一手托着仔哥的头，一手托着他的小屁股，把他举起来。抱起来后，仔哥安静了下来。为了防止仔哥哭闹影响到房间里的其他人，老公就托着他在走廊上漫步。不一会儿，遇到了夜巡的保安。保安看了看老公，笑着对他说："一看你这样子，就知道肯定从来没抱过小孩。抱小孩整得像扛炮弹似的。"老公红着脸说："是啊，不敢碰！"

保安拍了拍他的肩，安慰道："没事的，胆子大一点，多抱抱就好了。"还帮老公调整了抱小孩的姿势。自此以后，老公胆子突然变得大了起来，抱孩子的姿势也娴熟了很多。在我身体恢复了以后，他还教我怎么抱小孩。

如果你也是不敢抱宝宝的一员，那就放下你的担心和忧虑，大胆地抱孩子吧。抱孩子是一个熟练工种，多抱几次，你会越来越有经验，技术越来越纯熟。

抱新生宝宝一定要掌握的技巧

刚出生不久的宝宝全身软绵绵的，因为颈部和背部肌肉发育还不完善，头抬不起来，颈部、腰部都无力支撑。抱孩子时，先用一只手托住他的头颈部，另一只手托住腰与臀，让他的头部和肢体受到很好的支持，用这样的方法抱好孩子后再随意改换姿势。需注意以下问题：

（1）让宝宝紧贴左胸

胎儿在母体内听惯了母亲的心跳，出生后再听到这样熟悉的声音会让他产生一种亲切感，也更容易适应这种情境，从而使情绪平复下来。所以抱宝宝时，要将他的头部放在左侧贴近心脏的位置，让他能听到大人心跳的节律，这样会让他有安全感。

（2）托好宝宝的头

出生不久的新生儿，头大身子小，颈部肌肉发育还不成熟，不能控制自己的脑袋，更没有力量支撑起整个头部的重量。所以抱宝宝时，一定要托着他的头，以免伤到颈部。

（3）不要竖着抱

新生儿的头占全身长的1/4，颈椎还不足以支撑整个头部，竖抱新生儿时，宝宝头的重量就会全部压到颈椎上，而这样就会伤到宝宝的脊椎。这些损伤在当时不容易发现，却可能影响孩子将来的生长发育。所以在宝宝还不会抬头之前，都不要竖着抱。

2. 宝宝不停地哭闹怎么办

同事丁丁刚刚生了个女儿，去看她，却发现她正对着宝宝默默抹泪。她的宝宝一到傍晚就开始哭，每次都哭得撕心裂肺。丁丁很心疼，但又发现孩子既不是饿，也不是尿湿，其他可能导致宝宝哭泣的原因也排除了，孩子只是没有原因地哭闹。听说哭是小孩子引起大人关注的手段，丁丁决定开始给宝宝立规矩。她采取的措施是让宝宝哭5～10分钟再说，直到宝宝安静下来。前面几天宝宝哭累了就自己睡了，今天宝宝却哭个不停，哭到最后把不久前喝的奶全吐了出来。看着孩子可怜的样子，面对老公责怪的眼神，尚在月子里的丁丁手足无措，只能暗自流泪。

孩子哭的时候，抱还是不抱

世界上没有比带孩子更辛苦的事了，妈妈不仅需要强大的体力，还要承受巨大的精神压力。孩子饿了、困了、尿了、想抱了……任何一种情绪反应都需要妈妈迅速予以应对。即使妈妈还在月子里，身体还很虚弱，面对更加虚弱无助的宝宝，妈妈也只能忍受痛苦，事必躬亲地帮宝宝解决问题。但这种痛苦不是一两天就能过去的，至少在孩子2岁之前，每天都会循环往复。这和蹲监狱没什么两样的日子的确让人绝望！特别在孩子不停地啼哭，妈妈又怎么都找不到原因，觉得孩子是在"无理取闹"的时候，妈妈的内疚与无助感就会特别强烈。

很多妈妈与丁丁一样，认为哭绝对不能马上满足，要从小开始立规矩。在西方甚至有人主张，孩子哭个不停时可以打开吸尘器或电视，让孩子转移注意力。

但是，谁能站在孩子的立场上想一想呢？出生之前，孩子在妈妈的子宫里过着无忧无虑的日子。在那里，他可以不分昼夜地吃、睡，自由随意地在那个温暖湿润的环境里玩耍，那里没有嘈杂的噪声，也没有刺眼的光线。突然，他被抛到一个陌生的世界，四周冷冰冰的，刺眼的光线让人无比惊恐，眼前看到的是陌生的环境，耳边传来不熟悉的声音。肚子饿了要费尽全力去吸奶，下身经常湿漉漉的也很不舒服。孩子很惊恐，很害怕，很想逃离这个恐怖的地方，但却发现自己除了扭动身躯、晃动手脚外，什么都做不了，只有哭声能换来那个有着熟悉的声音和味道的人对自己的关注。为了适应这个世界，孩子努力表达自己，甚至根据不同的情形发出不同的哭声。

听了我的话，丁丁不禁破涕为笑。"看来最好是把孩子抱起来，可是，这样不是容易形成依赖性吗？而且还会导致孩子爱耍赖，不听话。"丁丁很疑惑地反驳我。

我告诉她，0～2岁期间，孩子最重要的任务是建立安全感，作为父母最重要的职责就是让孩子随时随地被满足。抱起哭泣的孩子并不会惯坏他，反而会让他知道这个陌生的世界是安全的，是值得信任的，孩子就能从内心建立安全感，长大后更自信，各方面也更优秀。相反，如果对哇哇大哭的孩子置之不理，孩子长大后性格方面就会出现问题。当孩子的要求持续得不得满足，孩子的失望就会越积越多，他会感到挫折，并对这个世界失去信任。孩子会认为"妈妈并不爱我""我是无关紧要的人"，继而对世界产生消极认识，变成内心脆弱，对任何事情都没有自信的人。而且，孩子会因此哭得更频繁。这种恶性循环一旦形成，妈妈和孩子的挫败感都会更强。

2 岁以内的孩子任何情况下哭闹，最好的办法都是把孩子抱起来，让他感觉被满足。只要爸爸妈妈付出全心全意的爱，再加上一个单纯且规律的生活环境，那么在无形的熏陶之下，父母自然就可以拥有一个充满自信及安全感的健康宝宝。

当孩子还在月子里时，妈妈就要学着倾听他的"一言一行、一举一动"。倾听时要集中注意力，用观察的心态去倾听，而不是以焦急忧虑的心态对待。我的一位朋友在月子里通过观察发现她女儿的哭声有十几种之多，饿了、困了、排泄了……每一种都有不同的哭泣方式。后来，只要她女儿一哭，她就能及时判断出女儿有什么需要并迅速做出反应。她的小孩现在上小学了，成绩优秀，性格开朗，人见人爱。恰恰是那些 1 岁前需要没有得到满足的孩子长大后更多疑、性格更怪癖。

我告诉丁丁，孩子每天傍晚开始哭闹可能是对光线的转变较为敏感，当天色变暗的时候宝宝感觉到害怕，然后开始大哭不止。最好的办法是当光线开始变暗的时候及时把灯打开，房间里光线的变化不强烈，宝宝的恐惧感就会少很多。孩子一哭闹，不管什么原因都要迅速反应，把宝宝抱在怀里，让他体会到妈妈的关心及呵护。

第二天，丁丁按照我的办法实施了以后，小宝宝果然傍晚时安静下来，不再大哭大闹了。其余时间，只要宝宝哭闹，丁丁都及时地把她抱起来，满足她的需要。一段时间之后，丁丁发现宝宝好带多了。

所以从某种意义上说，哭闹，那是孩子告诉你他需要你。如果不知道哭，那就是感觉发育相对迟缓的征兆。因此，无论怎么看，孩子的啼哭都是非常幸运的事，即使听着不舒服也请稍加忍耐吧！

新生儿哭声背后的含义

新生儿大多处于睡多醒少的状态，通常每天睡眠时间在 20 小时以上，因此哭闹原因相对简单。当孩子哭闹时，不妨从以下几方面寻找原因：

（1）饿了

月子里，宝宝因为饥饿导致的哭闹基本占整体哭闹的 50%，宝宝饿时，一般会先小声哼哼，然后大声哭闹，很有节奏，不急不缓，并伴随着左右转动头部、嘴部不停地开合的动作，有时有伸头的动作出现。

测试宝宝是否因为饥饿而哭泣时，爸妈可以把手放在宝宝的左右两侧脸颊，如果宝宝饿了，就会迅速将头转向触碰的一面，这时就要及时给宝宝喂奶了。

（2）排便了

宝宝排泄时的哭闹往往也占哭闹原因的40%以上，在将要排泄前或排泄时宝宝会有烦躁的表现，出现全身用力和使劲蹬腿的现象，还时常伴有挺腰等动作。排泄完成后如无较大不适感则不再哭闹，如出现较大不适感（特别是大便后）会立即大声哭闹。

父母确认时应先抚摸宝宝的双腿，如蹬腿频繁应属此类哭闹。现在大多数家庭都给宝宝使用纸尿裤，纸尿裤可以每4个小时左右更换一次，但是只要宝宝大便了，就要马上更换，否则会造成红屁股。

（3）想睡觉

大家一般都认为小婴儿应该想睡就能睡，不管是什么时间什么地点。然而，如果你的宝宝受到的刺激过多（比如家里来了很多客人），他可能因此而难以平静。

刚出生的宝宝不能一下子接受太多刺激，比如光线、声音、被人抱来抱去等。很多父母都发现，家里来人后，宝宝哭闹的时间就比平常多。

如果你发现宝宝哭闹并没有什么特别的理由，那可能就是他通过哭来表达"我受够了！"如果你能把他带到安静的地方，慢慢减少对他的刺激，他可能会先哭一会儿，但最终会睡着的。

（4）希望被你抱

有时候，宝宝刚刚吃饱，也刚刚换过纸尿裤，但依然哭闹不止。这时候就可能是宝宝希望被抱抱了。这种情况下的哭声最初很缓和，断断续续的，如果一直没有人理他，宝宝的哭声就会逐渐提高，变为连续性。宝宝的头伴随哭声不停地左右扭转，像左顾右盼一样。有人走近后，宝宝的哭声就会停止，双眼盯着你。虽然停止了啼哭，但仍有哼哼的声音。一直到你把他抱起来，他才会安静下来。

（5）腹绞痛

有些宝宝在回家一两周后，会莫名其妙地大哭，如果以上几种情况都排除了，你就要考虑是不是腹绞痛。婴儿未满 4 个月之前，肠壁神经发育不成熟，肠道蠕动不规则，容易蠕动过快，导致痉挛疼痛。防止这种情况的最好方法就是经常给宝宝按摩肚子。把手掌放在宝宝肚子上，利用掌心的力量，从右往左顺时针方向按摩宝宝的肚子，这样就能预防腹绞痛。

（6）衣服穿着不适

此类哭闹最难被察觉，通常父母反复检查后仍无法确认哭闹的原因，只要父母将他抱在怀中哄一下就停止，一放下就哭。父母在发现此类哭闹时应仔细检查宝宝敏感部位处的衣物是否穿着不适。主要有：手臂上的固定带是否过紧或位置不对，脖子后部的衣物是否堆积过多或有较硬的部分，贴身小衣服是否因宝宝的活动而牵拉到胸口以上，纸尿裤是否过紧，等等。

如果以上可能都排除了，宝宝还是哭闹不止，就要带宝宝去医院了。

安抚哭闹不止新生宝宝的五个小窍门

有时候会发现宝宝身体并没有问题，但依然哭闹不止。这样的宝宝大多为敏感型宝宝，对待这样的宝宝，可以使用一些较为特别的方法。

包裹：胎儿在妈妈的子宫里是被紧紧包裹着的，如果宝宝哭个不停，可以尝试用浴巾或纱布轻轻地把他裹起来，让宝宝感觉好像重新回到子宫，获得被保护的安全感。

侧抱：美国专家认为，刚刚降生的婴儿事实上还没有准备好迎接新的环境，对他们来说，从子宫的温暖环境中出来就类似于普通人类从树上掉下来，刺激了人类与生俱来的"莫罗反射"，表现为哭闹不停。而把婴儿侧抱会关闭这一反射，让宝宝尽快安静下来。

声音：胎儿在母体中的环境并不是非常安静的，包括母亲血管流动的"刷刷"声，心脏跳动的声音，肠胃的声音，说话的声音，等等。可以为宝宝营造类似的声音环境，对着宝宝轻轻说话或是让他的耳朵靠着妈妈心脏的位置，让他听到妈妈的声音和心跳都会让他很受用。

摇晃：在妈妈子宫里，无论妈妈走路、坐着看电视或是睡觉时翻身，宝宝的感觉就像在水中坐船一样舒适，因此轻轻地摇晃会受到新生宝宝的喜欢。但要注意的是，摇晃宝宝幅度要小而慢，不适当的摇晃可能导致婴儿身体受到伤害甚至猝死。

吮吸：宝宝在预产期前 3 个月就开始练习吮吸手指了。把手指放在婴儿的嘴巴里，或是给他使用安抚奶嘴。吮吸不仅能够缓解宝宝的饥饿感，还会激活大脑深处的镇静神经，将宝宝带入深沉的平静，让宝宝进入满意的放松阶段。

3. 母乳，越吸才会越多

春节回老家，去看望一位中学时代的朋友，他家刚添了一位新成员。我们到达时，只听见宝宝哭个不停。朋友一脸郁闷地说："这个家伙都已经吃了两个小时了，还一副没吃饱的表情。""是不是母乳不够啊？"我问。"我们用吸奶器吸过，有 200 多毫升呢！"朋友告诉我们，从有母乳开始，宝宝每次都要吃两个多小时，还总是感觉吃不饱。

跟朋友一点一点分析下来，终于找到问题的症结所在。朋友的妻子在宝宝出生的第三天才有母乳，前两天没有母乳的日子，朋友只能用医院的奶粉冲泡了喂给宝宝喝。因为没有经验，是直接让宝宝吸奶瓶。这样的结果就是母乳分泌后，宝宝总是一副吃不饱的样子。比较而言，奶粉吸起来要省力得多。小宝宝习惯了奶瓶后，就不再愿意花力气吸母乳了，于是每次喂奶，就成了朋友家最大的难题。

母乳越吸才会越多

在这个倡导母乳喂养的时代，有责任感的妈妈大多会坚持母乳喂养，即使身材走样、备受乳房胀痛的煎熬。催乳汤、催乳秘方……但凡能提高母乳产量的，统统来者不拒。

母乳喂养最痛苦的阶段是在刚生完孩子的前几天。虽然有的妈妈在孩子出生时母乳就多得喝不完，但那毕竟只是极少数。大多数妈妈最初的母乳喂养都是一部"血泪史"，从产奶到奶水丰盈，既需要宝宝自身的努力，更需要催乳汤、按摩疏通乳腺等方式的配合，新妈妈既要忍受身体的巨大疼痛，还要在奶量不够的内疚感与希望乳腺快点畅通的焦虑感中备受煎熬。

与很多妈妈一样，我在孩子一出生时就开始让他吸，还在医院用专门的乳腺按摩仪器刺激乳房，但直到第三天下午才慢慢地开始有乳汁分泌。期间，我曾焦虑地问过医生是不是有问题，医生只是笑着安慰我：不用担心，慢慢会有的。那段时间，宝宝只能被医院的护士统一抱到哺乳室喂奶粉。好在医院的护士是用特制的杯子喂养宝宝，并不影响以后宝宝用力吸吮乳头。

那段时间因为没经验，内心希望宝宝能早点喝到珍贵的初乳，一发现奶水溢出之后，家人就做了一大碗催乳汤让我喝下。过了大约两个小时，我开始感觉乳房开始胀起来，刚开始我还满心欢喜，认为宝宝终于可以大口大口地喝奶了。时间一点一点地过去，我才觉得不对劲，乳房越来越胀，摸起来硬硬的像铁块，用手一碰，就感觉到一阵剧痛。这种痛比生孩子的痛剧烈多了，如果生孩子的疼痛指数用 1 来形容，胀乳的疼痛指数就是 100。

幸运的是，在上孕产课时医生介绍过疏通乳腺的按摩手法，发现我的情况后，老公和姐姐轮流用热毛巾帮我敷乳房，随后按照医生教的方法为我按摩，这样热敷按摩了 4 个多小时，乳房才慢慢地软下来。之后每天都要按摩疏通乳腺。这样坚持了一个多星期，奶水才渐渐地多起来。不过与周围的朋友比起来，我的奶水还是少得可怜，每次仔哥都要吸 40 几分钟才能勉强吃饱。这样的状态一直坚持到 40 天体检，因为母乳不够吃的关系，仔哥一个多月只长了 2 斤。在医生斥责的目光下我们才痛下决心混合喂养。

现在回想起来，在最初的一周里，我们做得最错误的决定就是没有请一位专业的催乳师进行按摩。自己按摩的后果就是虽然能缓解乳房胀痛问题，但因为没有进行过专业的训练，不熟悉乳腺的分布及位置，只能疏通部分乳腺，这也直接导致母乳不足，只能给孩子补充奶粉。相较而言，我的一位朋友就幸运多了，她请的月嫂从产后第二天开始为她按摩疏通乳腺，因为乳腺堵塞，乳头滴出来的不是乳汁，而是一滴一滴鲜红的血液，朋友常常疼得死去活来，好多次她都想过放弃，但每次都被月嫂温柔地制止了。这样坚持了半个月，朋友所有的乳腺全部疏通，奶水的丰盈程度超乎想象，让两个宝宝喝还喝不完。

催乳，请你跟我这样做

月子里，用母乳喂养一定会遇到种种棘手的问题，妈妈只要坚持并选择正确的催乳方法，母乳就会越来越多。

（1）让宝宝多吮吸

尤其刚生产完，妈妈要及时刺激乳房，让乳腺分泌乳汁。刚刚出生的宝宝吮吸能力比较差，有些妈妈的乳头比较大，宝宝的嘴巴太小，用不上劲，没有办法充分地刺激乳腺，这个时候可以借助吸奶器。刚开始，妈妈的奶水都比较少，不用担心，多让宝宝吸，奶水就会越来越多。有些妈妈有乳房凹陷的状况，如果想要坚持母乳喂养，可以用吸奶器把奶吸出来再喂给宝宝。

（2）月子里尽量避免用奶瓶

很多妈妈与我一样，在宝宝出生前几天没有母乳，此时，需要给宝宝喂奶粉。在这里需要特别提示的是：有的医院会统一把宝宝抱到哺乳室，用专用的杯子给新生儿喂奶。这些杯子不会影响宝宝吮吸。如果医院没有人专门喂养新生儿，家人给宝宝喂奶时，一定要记得不要让宝宝直接吸奶瓶，而是要用小勺子一勺一勺地喂宝宝。因为奶嘴比乳头省力得多，宝宝吸了奶瓶就不再愿意吸妈妈的奶头了。

（3）坚持乳房按摩

生完宝宝，最好马上请受过专业培训的月嫂或催奶师进行乳房按摩。这些受过专业训练的人更清楚乳腺的位置，手法更到位。所有的乳腺都疏通后，奶水量就会丰盈。

（4）两边的乳房都要喂

喂奶时，两边的乳房都要让宝宝吮吸到。有些宝宝食量比较小，吃一只乳房的奶就够了，这时不妨先用吸奶器把比较稀薄的奶水吸掉，让宝宝吃到比较浓稠、更富营养的奶水。同时每吸 5 分钟为宝宝换一次边，这样分泌的乳汁才会增加。

（5）吸空乳房

每次哺乳后，没吸完的奶水要用吸奶器吸干净，这样增大乳房的刺激量，有利于乳汁的再产生。

（6）保持好心情

母乳是否充足与新妈妈的心理因素及情绪情感关系极为密切。但刚生完宝宝，妈妈的荷尔蒙比例失调，常常会出现情绪抑郁、心情不佳等状况，可能因为一点小事就导致情绪大崩溃。此时，家人尤其是爸爸要给予妈妈无条件的支持和理解，多鼓励多安慰多表扬，而不是一味地把注意力放到宝宝身上而忽略了妈妈。妈妈自己要放下焦虑情绪，以平和、愉快的心态面对生活中的一切。

（7）补充水分

哺乳妈妈常会在喂奶时感到口渴，这是正常的现象。妈妈在喂奶时要注意补充水分，多喝水、牛奶或各种催乳汤，这样乳汁的供给才会既充足又富营养。

4. 要不要补充奶粉，这是一个问题

宝宝出生后，选择什么样的喂养方式是很多妈妈头疼的问题。有的妈妈建议纯母乳喂养，有些有经验的妈妈则说即使母乳充足，也最好让宝宝适应奶粉，这样断奶的时候才会顺利过渡。究竟要不要为宝宝添加奶粉呢？

母乳喂养是最健康的方式

我是一个母乳喂养的倡导者。只要不是妈妈的健康状况有问题，母乳不适合，我都建议在有条件的情况下，尽量选择母乳喂养。现在即使是乳头凹陷，也可以用电动吸奶器先把乳汁吸出来，再喂给宝宝喝。

母乳喂养是最健康的喂养方式，母乳中含有的抗生素和活性物质能够帮助宝宝抵抗病菌。孩子刚出生时，抵抗力微弱，病毒容易入侵，导致耳疾、

腹泻、口腔溃疡、百日咳等。记录显示，母乳喂养的孩子患病几率比吃奶粉的孩子低很多。母乳中含有的多种酶和其他物质能帮助消化和营养吸收，不容易导致便秘或上火等问题。妈妈在给孩子哺乳时，把孩子搂在怀里，看孩子甜甜地吮吸，可以培养孩子与母亲之间的感情，这些都是其他任何奶粉所无法比拟的。

如果妈妈有母乳不足的情况，我也建议在月子里多让宝宝吸吮乳头，如果出了月子，妈妈还是母乳不足，才要考虑奶粉，母乳越吸才会越多。在宝宝40天检查的时候，医生告诉我母乳不足，孩子体重不达标，这时我才被迫选择搭配奶粉喂养。即便如此，每天我也尽量只添加1~2顿奶粉，其他时间都是母乳喂养。说也奇怪，可能是心情放松的缘故，出了月子，我的乳汁倒慢慢地增多起来。一直到仔哥临近一岁，我才断掉母乳。

选择奶粉的标准

现在奶粉事件层出不穷，如果被迫给孩子添加奶粉，妈妈也要做好选择。面对市场上琳琅满目、品种繁多的婴儿配方奶粉，该怎样做出选择让很多妈妈不知所措。在这里，我建议选择奶粉要注意以下几点。

（1）越接近母乳成分的配方奶粉越好

目前市场上的配方奶粉大都接近于母乳成分，只是在个别成分和数量上有所不同。随着宝宝的不断长大，对各种营养成分的需求量也有所差别，什么阶段添加什么成分，应该添加多少，成分之间量的比例是多少，等等，都需要专家严格按照规定配制。所以选择奶粉的时候，最好选择专门配制婴儿奶粉的厂家。后文中我们将详细讲述配方奶粉的主要营养成分，妈妈可根据这些成分进行适当的选择。

（2）宝宝最有话语权

只有适合宝宝的奶粉才是好奶粉，奶粉品牌再好、价格再高、包装再精美都比不上宝宝吃得健康重要。适合宝宝的奶粉不会导致腹泻、过敏和便秘，宝宝爱喝，体重和身高等指标正常增长；宝宝食欲正常、睡得香，而且宝宝无口气、眼屎少，无皮疹。这样的奶粉才是真正适合宝宝的。

（3）注意奶源的出处

由于配方奶粉的基础粉末是从牛奶中提取的，奶源的好坏就非常重要了。奶牛的健康与否直接影响奶源的质量，建议妈妈选择奶粉的时候，最好了解一下奶源的出处。来自大草原，在良好环境中生长的奶牛就是最佳的奶源。

（4）最贵的并非最好的

在婴幼儿市场，价格与品质往往不能成正比，有的厂家会借用妈妈的消费心态故意炒作价格。国内小公司的普通奶粉可以卖到 200～300 元一罐，而国外有口皆碑的奶粉也可能才 200 元不到。实际上，从奶粉的配方角度出发，奶粉的营养成分都差不多，同类的产品价格不会差别太大，一般而言，进口奶粉因为进口关税和运输费等因素，价格相对会贵一些，妈妈不要被价格左右。

（5）不要被品牌蒙住了眼睛

同样是进口品牌，产地不同、原装与分装、原料、工艺、生产标准都差异巨大！尤其是大陆的和原装进口的比配差别很大。也不要被广告牵着鼻子走，一般广告打得越响的奶粉，价格越虚高，毕竟广告费也是很大的一笔投入。

5. 宝宝用品并非越贵越好

周小姐为自己的爱女特意订制了一辆价值 2 万多，高约 1 米的婴儿推车，每次出行很是"拉风"。但周小姐家住 5 楼，不是电梯房，每次"请"这辆车上下楼时就是最大的麻烦，需要两个人才能搬得动。无奈之下，这辆车只好作为"展车"摆放在家里。

别囤积太多宝宝用品

很多妈妈都喜欢在孕期就准备一大堆婴儿用品，等到孩子出生后，才发现这些东西有至少三分之一因不适合自己的孩子而白白浪费掉。

近年来，物价的持续上涨给许多家庭带来了不小的压力，对于有小宝宝的家庭来讲，这份压力更是大到无法形容。我的一个朋友，女儿不到6个月，从出生到现在用在她身上的钱就将近7万元，朋友告诉我："这还不包括早教课程和请月嫂的费用。"许多新爸妈会不惜重金为孩子们采购琳琅满目的各种高档婴幼儿产品，让孩子们享受到"高等待遇"，而自己却省吃俭用。对此，我想提醒各位爸爸妈妈的是：养孩子是一项长期工程，一定要理性消费。

婴儿用品只选对的不选贵的

在为宝宝选择用品时，尽量不要一次购买太多，最好一件一件买，现在无论网购或是去母婴用品店购买都很方便，想要随时可以买到。而孩子的喜好很奇特而且随时改变，所以如果你一个牌子或者型号的东西买太多的话，一旦孩子根本不喜欢或者很快就丧失兴趣，浪费就比较大了。我曾经按照别的妈妈的建议买了一打安抚奶嘴，结果仔哥根本就不适应，一放进嘴里就吐出来，最后只能束之高阁。

对于衣服、奶粉、纸尿裤等，最好不要囤货太多，先准备月子里够用的，等到出了月子再慢慢购买也不迟。宝宝身体长得很快，而怀孕时买衣服又较为盲目，买回来一大堆却不见得适合。我曾经给孩子准备了一大堆衣服，等孩子出生后才发现连体衫穿脱更方便，也更能保护孩子的肚脐不受凉。于是，很多分体的衣物都没有让孩子穿过。而有些纸尿裤虽然别的妈妈推荐，拼命说好，但用到自己的孩子身上时却很容易造成红屁屁的状况。所以这种情况最好先买一到两包试用一下，宝宝适合再一次性多买一点。

对于那些耐用品，更是最好选择轻便且两用甚至多用的，如去掉围兜后变成幼儿车的婴儿推车，可拆卸的摇篮式安全座椅等，这样带孩子去餐厅、医院等场所时，它就充当了一个"行宫"，能省不少麻烦。再如有些婴儿床拆下围栏以后变成儿童床，一旦新生儿不喜欢睡婴儿床，等其稍大些后可当做儿童床使用。

孩子出生后，亲朋好友都会送礼物，而且现在人们通常会事先询问你需要什么再去购买。所以不要自己事先买个够，留下一些份额给别人还是有必要的。当然，对于关系比较亲近的人，还是建议他们送纸尿片、奶粉更实惠一些。

别人送的礼物不如意的话，如果有销售凭证，不妨拿到商店去退换。但是一定要注意销售日期，不要过期。如果没有销售凭证，可以放到网上卖掉，不是为了自己挣钱，而是在避免浪费的同时给其他妈妈一个低价购买的机会。

6. 与孩子分床应适时

小何的孩子刚满月，最近她发现孩子睡觉很容易惊醒。很多时候，孩子喝奶的时候喝着喝着就睡着了，一直等到孩子睡得很熟时，小何才把他轻轻地放在床上，但孩子身子一挨着床就醒了。有时候，孩子虽然睡得甜甜的，但往往不到半小时就惊醒了。可能因为睡眠不够的原因，孩子个子也比较瘦小。原先小何以为是孩子的身体有异样，但去医院检查并没有发现任何问题。孩子究竟怎么了？

孩子容易惊醒可能是分床导致的

听完小何的讲述，我问她是不是出了月子才与孩子分床。小何惊奇地看着我问："你怎么知道？"其实我的孩子一度也出现过这个状况，不过那是刚从医院回来。在医院里，仔哥都是睡在自己的小床上，可能医院的统一服装设计比较好，能够给孩子安全感的缘故，在医院那几天，仔哥的睡眠都没有出现任何状况。

从医院回家之后，我们发现，孩子睡着后，无论睡得多沉，只要把他往小床上一放，他很快就醒过来。有时候他实在很困，也最多睡半个小时就醒过来。刚开始我和老公还轮流哄，等到第二天，我们俩都筋疲力尽了，还在月子里的我本身身体也较为虚弱，无奈之下，我决定就让他挨着我睡大床。说也奇怪，从那一刻开始，仔哥就能沉沉地入睡。一直到他3岁时，他自己提出要睡小床，才逐步分床。

听完我讲述自己的经历后，小何说："看来我家孩子也是分床导致的，为什么别人家的孩子可以分床，我家的却不行呢？"

很多妈妈有与小何一样的揪心。确实，在西方，孩子常常是一出生起就自己睡在单独的房间里。这与西方人一贯的价值观有关，西方人认为经营好个人生活是人生最大的目标，因此父母自己的生活比养育孩子更重要。父母从小就培养孩子的独立意识。

但这样的方式未必正确。在我看来，对于周岁之前的孩子来说，最重要的并不是培养他的独立意识，而是培养他的安全感及与父母的依恋关系。

让孩子睡好很重要

周岁前的孩子，大多没有形成稳定的作息，很多孩子本身就很难哄睡，有的孩子睡着了也会时常惊醒，有些敏感的孩子更是会睡不到 2 个小时就醒过来。如果在这个阶段让孩子独立睡，只会让孩子更没有安全感，更无法入睡。试想一下，在漆黑的房间里，孩子从睡梦中醒来，身边没有妈妈熟悉的味道，只能仰望黑乎乎的天花板时，会有什么样的恐惧感啊！在这样的情况下，孩子自然会通过哭闹等方式引起关注。如果孩子得不到妈妈的帮助，一般就很难再睡着，因为这个阶段的孩子还不会自己入睡。

有些爸妈认为孩子哭累了就会再睡着。有些孩子确实适用这样的方法，但这对于孩子的情绪培养是没有好处的。我曾经认识一个小女孩，因为害怕自己独自入睡，只能用吮吸手指的方式来消除恐惧感，才 4 个月大的小朋友，大拇指却被吮吸出厚厚的老茧。

这样的方法对于那些气质敏感的孩子更是不适合，如果任由他们哭闹，他们只会越来越害怕，情绪越来越糟，他很可能会一直哭到父母抱起来为止。这对于孩子的生长发育也极为不利。孩子三分之二的成长是在夜间完成的，夜间，脑垂体会分泌一种特殊的生长荷尔蒙，刺激其他内分泌腺，激活内分泌腺的活动，促进孩子的成长和身体发育。而且这种荷尔蒙必须要在孩子熟睡状态时才能分泌，如果孩子睡不好觉，总是惊醒，无法进入熟睡状态，生长荷尔蒙无法分泌，孩子的生长发育就会比一般孩子迟缓。此外，孩子的免疫机能在睡眠的过程中非常活跃，因此足够的睡眠能够提高孩子对疾病的抵抗力。

如果孩子睡眠不充足，他的好奇心、灵活性、抗压能力、注意力、忍耐力等各方面的表现都可能不够好。调查发现，那些脾气不好、注意力不集中、精神涣散的孩子大多存在睡眠差、睡眠不规律等现象。与此相反，那些情绪较好、注意力集中、富有好奇心、忍耐力强、学习能力也比较强的孩子大多睡眠好。

因此，一定要让孩子睡好觉，不要急于给宝宝分床来培养孩子的独立性。当然，让宝宝与自己睡在一起可能会影响妈妈的睡眠，但孩子的成长在这个时候比妈妈的休息重要得多。既然把孩子生下来，妈妈就有必要承受。等孩子断掉夜奶之后，妈妈就可以轻松地睡个够。

什么时候让孩子自己睡

有些妈妈担心，如果让孩子一直与自己睡，以后很难再给宝宝分床。其实，孩子长到 3 岁时，内心已经足够强大，他们知道即使与妈妈分开，不睡在一起，也不等于彻底见不到妈妈了。而这个时候，孩子本身也会要求独立，有自己独立睡的欲望。因此，妈妈可以从这个阶段起试着让孩子自己睡觉。但这个时候最好的办法是让宝宝的小床放在大床旁边，不要马上与孩子分房，毕竟孩子的心智还不够成熟，有些孩子睡到一半会爬回大床，还有的孩子睡一段时间小床又会要求与妈妈一起睡，这都是正常的，妈妈不要强迫孩子改变。

孩子 5 ~ 6 岁时，基本的生活习惯和性格应该完全形成了。从这时起，妈妈可以正式与他分房，让他独自睡。但要切记，一定要循序渐进，逐步适应。首先，爸爸妈妈要把孩子的房间布置得温馨一点，让孩子自己参与设计，选择他喜欢的床。然后，爸爸妈妈与孩子一起去睡他的房间，等孩子习惯后，让爸爸先睡回自己的房间，妈妈再逐步睡回自己的房间。要保持孩子的房门始终处于打开的状态，尽量让孩子的房间紧挨着自己的房间，让孩子意识到，即使分开睡，他依然能够感受到妈妈的关爱。

当然，让孩子独立睡觉的标准不是年龄，而是孩子的情绪是否稳定。如果孩子独立性强，能够接受和妈妈分开的事实，一个人也能安心睡觉，这时候就可以尝试分开睡了。

工作在右

临近预产期，准妈妈大多会提前把工作交接好，安安心心地做好生产的准备。月子里，妈妈们既要调理身体，又要照顾刚刚出生的宝宝，工作早被抛到脑后。大多数老板都很体谅，不会刻意打扰，但事情也并非完全尽如人意。有时候，一心扑在孩子身上的新手妈妈也会无奈地接到一些工作电话，最让人受不了的是，产假还没休完，就被老板催着回去上班……但新手妈妈要学会巧妙应对，同时为自己重返职场做一些必要的准备和调节。

1. 再见，是为了更好的"再见"

小文是公司的销售主管，在怀孕8个月后请了产假，专心在家待产。产假前，听说公司要改组，所有人员都将进行调整。她心头一动，便和一些客户通了电话，将几个月间的进出货情况都问了一遍。客户方面尚且稳定。小文心想，产假期间，公司应该不会拿自己怎么样。于是她安安心心地开始休假。

5个月后回到公司才发现：周围全是生面孔，所有人员都进行了调整，她的部下，有的留在销售，有的去了行政部，还有人去了新运营的香料部当领导。而小文的工作却没有下文，领导只能安排她先去新品培训班学习。

休产假也要讲技巧

随着预产期的日益临近，工作交接成为很多孕妈妈烦心的问题，如果把所有细节都交代给顶替自己的人，很可能等自己休完产假回来，公司已经没有了自己的位置。如果不做任何系统的交接，完全靠遥控操作工作，就会给别人带来麻烦，引起上司的不满。

小文没有做好工作的交接，事到临头，手足无措。临走前她只想到要稳定客户关系，但没有和上司真诚沟通，以至于对公司的发展情况一无所知，所以导致自己被排挤。相对来说，芳芳的做法要可取得多。

芳芳是一个大公司的行政主管，自己怀孕之后，先是录用新人实习，协助她实施新的规章制度，细到员工守则、报销程序甚至室内发财树的养护。在忙碌中，她的肚子渐渐鼓了起来。因为要麻烦别的同事帮她分担许多工作，所以她对同事特别感激，经常买一些好吃的回来犒劳大家，有时候还会陪大家一起加班，直到同事们催促才会先回去。

在休假之前的一个月，她申请半天工作制，由实习生完成她交代的任务。休假期间，大家经常听到实习生给她打电话，就某事征询她的意见。等她休完产假回来，工作半点没耽误，老板还因为她协助完成了一个大项目而给她升了职。

可见，休产假也是一门学问，除非打算休完产假就辞职做全职妈妈，否则还是有准备地去休假更为妥当。

工作交接应面面俱到

休产假前后的职业女性想要实现个人"升级"，巩固自己在职场中的位置，就要趁早动手，做足功课。

要把产假期间的事情处理妥当，比较好的方法是向直属上司提交暂离岗位的报告并交代所有细节，具体的工作落实到每一个接替的人手上。对于那些可以在休假结束后再回来解决的事情，更是要向领导做一个详细说明。这样上司就会有充分的准备，也明白接替的人选。只要你一贯表现不错，上司对你又没什么偏见，就不用担心工作的问题。

休产假时，你最大的客户是你所在的整个团队，因此，搞好团队关系很重要。找一个合适的时机请大家聚餐，与你的伙伴们郑重地道别，对自己休假期间给他们带来的麻烦表示抱歉与感谢，这样大家帮你做事时才不会有那么多怨言。有些准妈妈只想着自己快点抽身，把工作都扔给别人，一句感谢的话都没有，这样都有可能导致你的职场危机。俗话说，明枪易挡，暗箭难防，我的一个朋友就是因为休产假时没处理好与同事的关系，休完假回来，她的办公桌被移到了办公室的角落，正对着厕所的位置。

离开公司后，你可以经常给公司打打电话，你应该知道谁喜欢聊天，谁又虎头蛇尾容易把你的那份工作搞砸。

做足人际关系的功夫还不够，真正能令你永远立于不败之地的，还是自己的不断成长与进步。生完孩子后，思维反应速度都会慢很多，还会容易忘事，所以，产假期间的恢复与调理很重要，在身体状况允许的时候多多充电。产假临近结束时，提前几天转换心情和作息时间吧，这很要紧。回忆一下工作的心态、团队成员的特点，再打几个电话询问一下业务进展，自己做一份工作计划表，给那些特别的客户打几个通报电话。最后为宝宝拍张照，随身带着，到时候SHOW一下！

如果你从事销售工作，还有一个特别重要的事情就是提前与客户打好招呼，交代好接替你的人，这样客户才不至于毫无头绪。

2. 产假期，巧妙应对工作

还在月子里，小丽就已经觉得时间像飞一般，每天沉浸在给小宝贝喂奶、逗他开心、洗澡、换尿布的生活里。她这才真正体会到了过来人所谓的"生出来比在肚子里累多了"。月子里总是有那么多突发状况：不会给宝宝洗澡；因为选的纸尿片不透气，宝宝的小屁屁变得红红的；宝宝吐奶了……这样的日子常常让人觉得很累，但每次只要看到宝宝粉粉嫩嫩的小脸，小丽会欣慰地觉得这种苦并享受着的滋味还是让人觉得很幸福的。

但让小丽烦心的是，时不时会接到一些工作方面的电话，昨天还接到了老板的电话，问她恢复得怎么样，能不能尽快回公司，有些事务原来一直是她经手的，现在接替人不知道某些客户的具体情况，根本不知道该如何入手。小丽知道老板的言下之意，嘴里一边应付着，心里却十分的不痛快。

我的产假，该不该被工作分割

小丽的遭遇大多数还准备回职场的妈妈都会遇到，初为人母的喜悦刚过，手忙脚乱好不容易才适应状况，家里一大堆乱七八糟的事情还没摆平，又接到工作方面的电话，真是让人烦心不已。

记得我在产假期间，感觉每天自己的时间都不够用，有时不懂的我还得上网向别的妈妈请教，或者和已经生育过的姐妹们絮絮叨叨，真的是一边学一边实践！总之，大部分时间都是围着孩子在转的。有段时间，仔哥还日夜颠倒，一到晚上就精神得不得了，白天却沉沉入睡。当然与巨大的幸福感与成就感相比，这点辛苦也不算什么。但在休假期间，我就希望单纯的休假，不希望母子的世界受到外界的任何干扰，更不希望自己的自由时间被工作占据。因此，接到任何与工作有关的电话都会让我心烦。

但为了生存，还是只能选择面对。孩子出生后，家里的开销一下子大了很多，小到他的吃穿用度，大到教育等，都需要足够的资金去支持，作为妈妈，只能尽这样一份心让他更好地成长。虽然很烦这样的电话，但每次还是耐着性子去处理。

有一次遇到一件很棘手的事情，领导直接让我停止休假回去帮忙处理。当时我内心非常不爽，在经过一番复杂的内心交战后，我还是尽快给他做了回复。首先我感谢领导对我的信任，同时我婉转地说明了当时的现实情况：孩子比较折腾，家里也没人帮忙，现在丢下孩子确实不太方便，可不可以在家帮忙处理。听了我的话，领导也表示理解。他特别指派了一个同事供我差遣，于是，我就这样一边看孩子一边写方案，最后完满地解决了这个事情。领导还特意多批了一段休息时间给我。休完假，回去工作后，等待我的还有事业上的晋升。

很多时候，人和人只要互相理解，互相支持，就能得到一份意外的收获。即使在产假这个特殊的时间段，如果老板或同事打电话找你帮忙，一定是工作上遇到了什么棘手的问题，虽然不希望被打扰，但最好还是在力所能及的情况下帮忙处理一下。毕竟，从严格意义上来说，产假期你依然还是公司的员工。虽然休假了，但并不说明公司的事跟你毫无关系了。如果这样还是觉得想不通，那我们不妨阿Q一点：老板给我打电话，说明公司事务真离不开我呢！被需要也是一种幸福嘛。

多站在对方的立场上想，以一种平和的心态处理任何状况，相信有了这种平和积极的态度，我们就能轻松拿出应对的办法了！

应对产假期间的工作，你可以这样做

虽然每个职场妈妈面临的公司具体事务可能不尽相同，但是解决这个问题的思路是大同小异的，下面的方法是给每个产假期的妈妈一个参考吧！

首先要表示对老板的感谢。能够在这个时间想到你是对你的器重！这样就算他找你时理直气壮，这时也会觉得有点不好意思。

然后把你的困难告诉他！让他知道你在家带孩子并不轻松，同时让他知道，即使在这样的条件下，你依然愿意付出一个员工的努力，想办法积极处理。这样很可能老板就会体谅你，而把原本的工作丢给别人。如果老板执意非你不可，那就把它当成你的荣幸去认真完成。但要告诉老板，最好能在家解决，毕竟孩子还小。

如果老板安排了一个接替人，你可以与接替人或者事务相关的其他人联系，了解具体详尽的情况，再把分析结果或者处理方法反馈到公司，事后跟踪接替人的执行进展，并适当作调整。如果你独自处理，也请单位的同事协助你处理一些数据。

当事情都处理妥当后，不要忘了主动给你老板打个电话，尽管有可能老板也会给你来电话。但作为下属主动些总不是件坏事，告诉老板事情的处理结果，适当的时候可以描述一下这个过程的一些难度或感受，当然这并不是夸夸其谈，适当的描述能让老板知道你真的用心处理了，并且认可你的能力！

3. 返回职场，重新定位

小林生育前是某知名外企的销售经理，业绩不错的她也曾一度在公司叱咤风云过。只是如今当了妈妈后，一切都变了。公司认为她继续担任销售经理会吃不消，于是，把她调至行政部门做一个小主管，薪资自然也一下子跌落，这真让小林欲哭无泪。难道做了妈妈后，就不能继续在以前的岗位上发光发热了吗？

把挫折当锻炼

这样的情况很多休完产假初回职场的妈妈都遭遇过。本来属于你的职位，转眼已经是别人的了，或者像小林一样，本来是经理，突然之间就降为了主管。不仅薪资降低了，这种巨大的心理落差也让人难以接受。

因为意外怀孕，阻碍了我的工作进程。但因为产假期间的努力，重新回到工作岗位，等待我的却是职场的晋升。虽然这次升职与我理想的职位还相去甚远，但依然让我内心小感安慰。我决定放平心态，脚踏实地地把工作做好。从那以后，我更加坚定了好好工作的想法，因为我确实深爱着这份工作，绝不轻易放弃！带着这种笃定我又重新投入到了工作当中，我冷静地分析了自己目前的优势，不足的地方，包括行业发展的大方向，也向圈内的好友征询了意见，在做好这些准备后我给自己定了一个目标。那段时间，在单位投入全部的工作热情，回家后，又要带孩子，我真的觉得身心俱疲。但现在回头想想，最苦的那段日子也恰恰是最值得回味的。

重新定位，重拾自信

在面临岗位变动、职位下降的情况时该怎样应对呢？每位职场妈妈都可能有不同的选择，下面几点建议给职场妈妈作一个参考。

（1）调整心态，坦然面对岗位的变化

如果说调整后的职位依然有足够的时间让你照顾到宝宝，虽然职位低了，薪资少了，心理会有落差，但职场妈妈还是有必要坚持下去。因为一时的失意并不意味永远的失意，调整好心态，积极面对你的新职位，坦然对待岗位的变化。人们普遍认为刚生完小孩的女性全部心思都在孩子上，公司一般也不敢委以重任，这会让新妈妈感到失落。但不妨换一个角度来思考问题，视人事变动为正常现象，放下架子，把自己当做新人，这样更有利于学习，尽快适应新环境。

（2）分析自己的优势，自信地面对岗位的变化

在调整好自己的心态以后，职场妈妈们应该更加深入地分析自身在公司或这个行业的优势，给自己一个准确的定位，设立一个可行的短期目标。如果说这个行业就是你认定的、擅长的领域，哪怕目前的职位和你理想中的有差距，也不妨静下心来积蓄力量，等机会来了再作调整。

（3）学会和上司、同事交流你的想法

在生育前，你的状态和同事并无异样，包括上司，只是可能工作职能不同而已。但生育后的女性身体心理都发生了各种变化。并且在怀孕期间的辛苦中，被家人疼着、供着，丈夫对你无限制地发脾气也都赔着笑脸，总之之前享受的各种优待在生育完后就慢慢结束了，但职场妈妈可能还沉浸在其中，没有完全从那个状态中走出来。所以职场妈妈在回到职场的初期，一定不要过多的把这样"应该受到照顾"的心理带到工作中来，哪怕真的是工作量让你觉得辛苦，或者其他方面不适应，职场妈妈一定要找对方法和上司或同事沟通，切记不要情绪化。职场妈妈要记住，公司永远都不是你的家，端正职场态度才能让你得到上司的信任、同事的尊重。

（4）学会和家人沟通

有的职场妈妈在初回职场时，并不会把"应该受到照顾"的心理带到工作中，这一点很值得肯定，她们在面临职场上的各种不适时都能忍耐、化解，但一回到家里就大变样了。我们可能也见到过这样的例子，某人在公司是阳光、积极的形象，但回到家以后就像变了一个人，对家人乱发脾气。因为在我们大多数人的观念里，家就是一个放松、可以随性而为的地方。所以哪怕是自制力再好的人，在外面受了什么委屈，也有可能把脾气发到家人身上。因为他们知道，上司、同事不能包容的，往往家人最能包容。但如果家人的这种包容被过度滥用的话，也会对家人造成极大的伤害。所以职场妈妈在这个初回职场的特殊时期，一定要尽量调整好自己的心态，压力很大的时候，一定要告诉家人你的职场状况，让他们明白你的心境，在沟通中得到家人的理解和支持，这样也能很好地缓解初回职场的各种不适和落差。

好妈妈必修课堂

> 妈妈们大多在期待与兴奋中迎来宝宝的降临，原以为月子里的主要任务是调养身体，等宝宝生下来才发现原来一切都变得不一样，就连自己也仿佛变了一个人一样，敏感、爱哭、情绪激动，反应也变慢了，这究竟是怎么了呢？妈妈们不要慌，这是生完孩子后体内激素骤然下降引起的正常反应。大家要积极调节自己的情绪，学做一个快乐的好妈妈！

1. 全身心接受这个小生命

一位朋友刚生完小孩，她告诉我，生出来才知道带个孩子实在太辛苦了。除了在医院那几天还好，从医院回家后，简直手忙脚乱。怀孕的时候睡眠不好，但好歹还能睡个整觉。孩子生出来了根本连完整的觉都没有睡过。带孩子实在太辛苦了！

享受当妈妈的过程

与很多妈妈一样，怀孕时，我曾经有过一些非常不切实际的想法。比如，我曾经觉得只要生完孩子，就能恢复自由之身，逍遥自在地过自己想过的日子；甚至还曾野心勃勃地计划，一生完孩子就开始学习，在产后调养的日子里刚好可以通过努力把怀孕期间耽误的功课重新捡起来。

而实际情况呢？生完孩子以后比怀孕的时候更累，每天24小时随时保持警惕，孩子有任何需要，都要马上做出反应。有时候，人非常劳累，但为了孩子，也只能咬咬牙挺过去。直到这时，我才深刻地体会到过来人所说的"孩子在肚子里最轻松"是多么正确。

原先我以为新生儿出生后的主要任务不就是吃了睡，睡了吃吗？只要保持母乳正常就够了，生出来才知道压根没那么容易。最初，母乳一直不顺，全家上下都在操心如何疏通乳腺等问题。这个问题还没解决，孩子又日夜颠倒，脸上出湿疹，经常啼哭，夜里也又哭又闹，不好好吃辅食。很多时候，我都会想："这样的日子究竟什么时候才是个尽头！"当孩子闹的时候，我也曾有过"孩子为什么会这样？""难道生他出来就是为了让他折磨我吗？"这样无稽的想法。

为了当一个好妈妈，我以非常迫切的心情开始加紧学习。上网、看书，学习过来妈妈们的经验。在学习过程中，我逐渐意识到：每个孩子都是独一无二的，孩子出现的很多"问题"都属于天生气质和发育方面的问题。我的这些烦心问题原因并不在于孩子，只是我对自己的孩子不了解，无法接受孩子不按照我的想法行动。

因此，我开始学着了解孩子的生理与心理发展特点，并接受孩子有他自己的个性这个事实。

掌握孩子的特点，及时给予满足

刚刚出生时的孩子身心还没有分离，在身体发育的同时他们的心理也在发育。此时满足孩子所有的生理需求就是最最重要的事情。孩子有任何状况，妈妈都要及时予以满足。当孩子哭泣时，赶紧把他抱起来；孩子肚子饿，立即给他喂奶；及时给孩子换尿布；按时哄孩子睡觉，等等，这些温暖的关爱非常重要。

妈妈要了解孩子的整体特点，但更要接受自己孩子独有的特点给予适当的照顾。此时，即使妈妈身心俱疲，也要努力保持良好的情绪。有些妈妈并不把满足孩子的需求放在首位，而是喜欢按自己的意愿行事。有时却任凭孩子哭闹，怎么也不去抱。这些都会对孩子的性格产生不好的影响。因为这个时候的孩子都是靠感觉来感受并用身体来记忆的，他们以为妈妈和自己是一体的，妈妈情绪好，孩子就会开心，妈妈情绪不好，孩子的情绪就会更糟。因此，即使妈妈已经累得抬不起双手了，也依然要面带笑容，言语温存地对待孩子。

2. 找回快乐荷尔蒙

在一个新手妈妈论坛里，看到许多妈妈纷纷表示，当孩子还在肚子里的时候都很爱孩子，幻想着孩子出生后要如何宠爱他。但真的出生后才发现，自己根本没有想象中那么喜欢孩子。看着孩子陌生的面庞、娇小的样子，很难想象这就是那个自己牵挂很久的小宝贝。为什么会这样呢？

产后抑郁莫忽视

妈妈在经历过妊娠和生产后，体内的荷尔蒙水平会出现急剧变化，这个阶段的妈妈特别敏感，常常一点点小事就有可能导致情绪大崩溃，这就是人们常说的产后抑郁。调查发现，50%~70%的产妇都有轻微的产后抑郁经历，其中10%~15%的产妇会出现较为严重的产后抑郁。

患上产后抑郁的人会感觉身体笨重，忧郁乏力，没有食欲，无法控制自己的情绪，对所有事情都感到烦躁和厌倦，难以入睡。有的还会出现消化不良、手脚发麻等身体异常现象，有些妈妈甚至连看到孩子和丈夫都会感到厌烦，更严重的甚至会产生自杀的冲动。

记得还在怀孕时，有好多朋友跟我讲述自己月子里的经验，大家都不约而同地提到如果在月子里情绪崩溃怎么办。朋友们说："生完孩子后有几天感觉好像身边的快乐都被抽光了！""人会莫名其妙地感觉到生活超级无趣。"

当时我很难相信这是一种什么样的感觉。直到自己把孩子生下来，才明白那是一种什么样的难受。仔哥出生第三天，儿科医生检查听力的时候告诉我，孩子右边的耳朵查不出来，要我们注意一下。医生宽慰我，让我别太担心，这种情况可能是羊水把耳朵堵塞了。但不知道为什么，我控制不住地大哭起来，内心有一种无法排解的忧伤。在整个月子里，我经常会因为一点点小事莫名的伤心。不过好在老公比较体谅我，当我心情不好的时候，他会找很多笑话来逗我开心，也会承担更多照顾宝宝的责任。老公还会打电话给一些已经生过孩子的朋友，让他们跟我聊天，传授给我一些经验。这让我很快从抑郁的阴霾里走了出来。

帮妈妈走出产后抑郁，请你跟我这样做

（1）妈妈要努力走出阴霾

妈妈要尽量保持良好的情绪和健康的心理状态。产后抑郁症的最大受害者不是别人，而是孩子。很多抑郁症的妈妈无法照顾孩子，这样就没有办法建立良好的母子依恋关系。当妈妈心情不佳时，要努力让自己走出来。安慰自己：随着孩子一天天的长大，一切都会好起来。对身边的事情放低要求，不要老想着尽善尽美。情况严重时，要及时向家人寻求帮助，马上就医。

有些妈妈抑郁的原因是感到人生没有前途，有些妈妈会困惑：我到底是谁？我的人生、梦想到底是什么？从而产生空虚感。还有的妈妈会产生自己的人生只是为了孩子的想法。这都会让妈妈觉得抚养孩子是一件异常辛苦的事，只会给自己带来痛苦。妈妈要从心理上接受"母亲"这个新角色。坚信抚养孩子的过程中自己也会获得成长，人生因此变得丰富多彩，到那时，无论孩子还是妈妈都会感到很幸福。

（2）家人的支持最重要

对于产妇来说，家人的支持与安慰是最最重要的。当家人看到产妇情绪波动大、总是泪眼婆娑的时候，应该积极地给予理解与帮助。有些人会把这当成一种无理取闹，这只会加重产妇的抑郁情绪。患有产后抑郁症的妈妈当中，有十分之一存在心理障碍，其中重要的原因就是缺乏家人的理解和帮助。曾经亲眼见过一个患有产后抑郁的妈妈在情绪发作时被婆婆臭骂，这是万万不可的。家人要理解这是产妇分娩后的一种正常状况，要积极为产妇提供帮助。

还可以让妈妈做一些自己喜欢的事情，比如邀请一些朋友到家里来，聊一些开心的事情，这些都有助于帮助妈妈积极地调整自己的情绪。

如果妈妈实在不能照顾孩子，家人也不要强迫，让孩子与妈妈分开也能缓解抑郁。但一定要24小时有人陪在妈妈身边，给她帮助与关怀。

（3）饮食调节

产后抑郁与生理变化造成的营养失衡不无关联，如果锰、镁、铁、维生素 B6、维生素 B2 等营养素摄取不足，就会影响精神状态。良好的营养会阻止这些情况发生，粗粮、全麦、麦芽、核桃、花生、马铃薯、大豆、葵花子、新鲜绿叶蔬菜、海产品、蘑菇及动物肝脏等食物，均含有多种缓解紧张和忧虑的营养素。多吃一点吧，让它们帮助你找回快乐，远离产后抑郁。

引起产后抑郁的另一个原因是锌缺乏，妊娠期锌的含量则会随着婴儿对母体储存量的消耗快速下降。在妈妈的饮食中多补充一些锌也能有效改善产后抑郁。

3. 产后，合理调适让你聪明如初

雅雅是一个公司的副总，自从怀孕开始，就发现自己的记忆力明显下降。本来以为生完孩子以后就会恢复正常，但生完孩子才发现，不但记忆力越来越差，整个人的反应也开始变慢。东西放好了转身就忘，简单的问题要想半天，对于别人的话，更是要询问多次才了解这句话的真实含义。听许多妈妈说生完孩子会变笨，真的是这样吗？

生孩子会在一段时间内影响智力

许多妈妈都有与雅雅一样的体验：以前脑子很机灵，记东西不费力，怀孕以后开始变得丢三落四，容易忘事儿，东西不记录下来转头就忘了。这种情况生完孩子之后更严重。

我在生完孩子后明显感觉自己的反应能力大不如前，精力没有以前充足，变得丢三落四。记得有一次给宝宝准备洗澡的东西，我在房间里转悠半天终于想起还有尿布和裤子没拿，于是转身去拿。到衣柜前却想不起来自己到底忘了什么东西，随便拿了双袜子，到了浴室才发现拿错了，又出去拿，拿好裤子总觉得还有一样没拿，但就是想不起来。最后还是在尿布面前晃了很久才想起来要拿块尿布。

英国曾有专业人员进行为时五年研究表明：生孩子确实会使妈妈的智力受到影响，而且爸爸的智力也会下降。未怀孕前这些夫妇的感知、理解、判断，乃至完成复杂的数学计算、逻辑推理等能力都没有任何问题。怀孕乃至生完孩子3个月后的测试发现，几乎所有女性的认知功能得分都下降了，虽然得分依然在正常范围内，但是比生育前明显降低。这种状况还发生在爸爸身上，也就是说，生完孩子后，他们的确变"笨"了。

所幸，这种"变笨"只是暂时的，在生育两年后再接受测试，大部分女性的认知功能又恢复到了以前的水平。

为什么会出现这样的情况呢？一方面与体内荷尔蒙的变化有关。大脑的神经细胞保护及信息传递主要与雌激素的分泌有关。而怀孕后，体内的孕激素对认知功能的影响本身就是负面的，这也就是为什么女性在生完孩子后短期内会变笨的理由。生完孩子后，随着体内激素的重新分配与平衡，人的认知能力又会逐步恢复，所以妈妈完全不用担心。

另一方面，怀孕后，孩子本身就会吸收妈妈体内的营养帮助自己身体发育，生产时将耗费大量精力，生完孩子后的哺乳也会让妈妈体内的营养大量流失，这一部分营养当然也包含本应该供给大脑的营养。

最后，有了孩子后，妈妈的生活重心会转移到宝宝身上，对外界的其他事情漠不关心，这也会让人觉得变"笨"了。

"笨"妈妈变聪明，请你跟我这样做

虽然"生个孩子笨三年"是妈妈们无法避免的问题，但只要妈妈们在日常生活中多加注意，就能让自己一点一点聪明起来。

（1）保证充足的休息

充足的休息可以让大脑把杂乱的信息整理归类，醒来时要找资料就容易得多。但是，因为荷尔蒙的影响及宝宝刚出生时要适应的状况太多，不少妈咪不容易入睡或是容易醒。妈妈们尽量让自己的节奏与宝宝的节奏一致，宝宝休息时自己也抓紧时间休息，保证睡眠充足。

（2）保持好心情

产后要保持一份好心情并不是一件容易的事，妈妈们要尽量放下担忧，让自己放松下来。可以适当地听听轻音乐，向朋友和家人寻求帮助，多看一些轻松搞笑的东西，这些都能舒解压力，改善记忆力。

（3）善用笔记

俗话说："好记性不如烂笔头。"如果妈妈经常丢三落四，记不住该做的事，不妨家里随处准备一些便签，妈妈想到什么就把它有条理地记下来，这样才不会一直担心事情没处理。

4. 孩子成焦点，妈妈别失落

"宝宝出生之前，大家可关心我了，整天对我嘘寒问暖，照顾得无微不至。可自从宝宝出生后，大家就都不关心我了，每次话题都是围绕着宝宝，而我仿佛被人遗忘一般，让我好不适应啊！难道以前他们对我的关心只是单纯的因为我肚子里的宝宝吗？虽然我知道这种念头不太好，可是我也很辛苦啊！"

"最最可气的是老公的态度，一回家就只顾着抱着宝宝亲个没完，然后和他玩个不亦乐乎，完全忽视我的存在。我白天不但要照顾宝宝，还要操持家务，难道他都看不到吗？为什么生完宝宝以后，他的变化那么大！"

心理落差要靠自己平衡

月子里，妈妈本来就身心疲惫，希望得到大家更多的呵护与照顾。但常常让人失望的是，大家的焦点大多集中在孩子身上，对于妈妈的痛苦，最多只是一句浅浅的问候。回想着怀孕期间一家人的嘘寒问暖，再看看现今自己境地的"凄凉"，自己一下子仿佛从天堂跌到地狱。

对此，妈妈首先要学会自我平衡。可以常常进行换位思考，大家都喜欢宝宝是多么开心的事情呀，说明宝宝很受重视。当然，有些妈妈是因为轻微的产后抑郁，自己都不喜欢宝宝，所以也无法接受家人对宝宝的照顾比自己好。对此，家人要多给予安慰，相信等妈妈调整一段时间就会慢慢好起来。

其次，妈妈可以主动提醒大家，自己也需要关注。新妈妈可以提醒老公不要有了宝宝忘记了自己，让他在爱宝宝的同时也要保持对自己的爱。而对于这点要求，新妈妈尤其不要埋在心里，要大胆地和爸爸说出来。在结婚纪念日、情人节等重要节日要主动设计一些只有两个人参加的活动。

妈妈还要学会耐心地等待：宝宝出生后家人对宝宝的爱表现得非常明显，如果是女儿，老公会更加宠爱，对此，妈妈不要嫉妒，要相信自己在老公心中的地位从来不曾因为宝宝的出现而改变，因为宝宝是爱情的见证。

第三章

0~3岁，陪伴孩子最重要

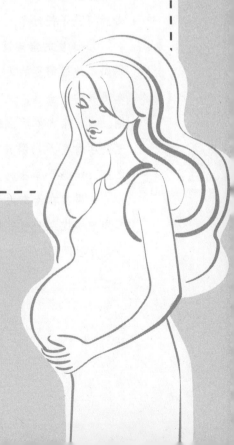

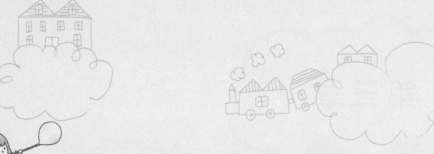

没有哪个妈妈愿意将自己的孩子假手于他人照顾，她们恨不得抛开一切烦恼，只搂着自己心爱的小宝贝，其乐融融地过日子。但现实就是这么残酷，产假休完，妈妈就要告别幼小的宝宝，返回职场。

有外公外婆、爷爷奶奶帮忙照顾孩子还让人放心。如果无人帮忙，只能求助于保姆，妈妈就会陷入取舍两难的矛盾之中。究竟是为孩子而舍弃工作，还是要狠下心肠将孩子托付于人？这似乎是一个难以抉择的问题。

0~3岁的宝宝最娇嫩，他认为自己和妈妈是一体的，妈妈是他最需要的人，妈妈无微不至的照顾会给宝宝带来足够的安全感，这个阶段也是宝宝性格塑造的关键时期。当宝宝3岁后，随着他一点一点地把目光转向社会，他会学着离开妈妈并适应这种分离。因此，在宝宝3岁之前，妈妈要尽可能多地把时间花在孩子身上。

如果实在没有办法放弃工作，也要尽可能在孩子与工作中寻找到一个平衡。请求上司、同事及家人的支持，多花点时间用心陪伴孩子！

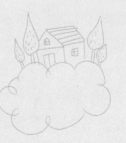

孩子在左

> 0~3岁的孩子主要任务就是吃好、喝好、睡好、玩好。吃好、喝好、睡好是身体健康的基础，玩好是心理健康的前提。而这一切的关键都取决于妈妈的养育方法和态度。只有充分了解孩子的性格特点，妈妈才能应对生活中宝宝的各种突发状况。

1. 我的孩子发育正常吗

云眉今年32岁，因为她之前体质一直不好，在经过很长一段时间的调理后，她和老公现在终于有了一个宝贝女儿。但女儿一出生就只有五斤一两，一直长到一周岁，孩子的体重和邻居家的孩子相比还差一截，这让云眉非常担心，担心女儿发育不好，时常为女儿忧心忡忡。

宝宝发育是否正常要综合考量

通常，孩子体重、身高的增长，包括什么时候长牙，什么时候开始会笑，什么时候开始咿呀学语……这些都是我们每个家长很关注的，所以很多新妈妈碰了面很激动，也最喜欢互相问长问短，一旦发现自己的宝宝比同龄宝宝重、高，发育得快，就会沾沾自喜；如果发现自家宝宝比其他宝宝轻、矮，就会心急得不得了，就怕宝宝发育迟缓，烦恼不已。就像案例中的云眉，觉得宝宝比邻居家的孩子瘦，担心发育不正常。但是我想跟父母们说的是，通常这只是孩子的个体差异造成的，不能说别人家孩子很早就会开口说话了，咱们家孩子还不会就不正常了！不能说别家的孩子长得壮壮实实的，咱们家孩子轻一点就不正常了！

就拿仔哥来说，在一周岁以内，我们基本每个月都会到医院做一个体检，有时在医院碰到跟我一样抱着孩子的妈妈，就感觉特别亲切，会忍不住彼此聊几句，当然，十句有八句是不离"孩子"这个话题，聊到关于孩子的体重、身高等问题，甚至包括吃什么奶粉、用什么纸尿裤。事实上，了解下来，比仔哥个头还大的同龄孩子多得是，可每当我忐忑不安、满怀愧疚地去见医生时，医生却告诉我仔哥一切指标都很正常。医生还告诉我，只要宝宝的发育比正常标准推迟的时间少于 3 个月就不用担心！那么，孩子发育的正常标准又是怎样的呢？

一般来说，婴幼儿的健康发育有三个重要指标，即身长、体重、头围，这也是婴幼儿到医院做体检时必不可少的内容。爸爸妈妈们在家也可以根据以下标准给孩子自测一下。

（1）身长

身长与最近的喂养关系不是很密切，但能反映长期的营养状况。身长的增加和体重一样，也是在出生后第一年增长最快，平均增长 25 厘米。第二年平均增长 10 厘米。第三年开始增长就会缓慢一些了。一岁以后平均身长的公式为：身长（厘米）= 年龄（岁）×5 + 80（厘米）。小儿的身长与体重都可以用国际卫生组织的标准来衡量。而且要告诉妈妈们一点的是，影响宝宝身高的因素很多，除了遗传因素，跟环境也有关。身高的增长遵循着一定的规律，每个宝宝都有自己的生长轨迹，所以爸爸妈妈对待孩子的身高要有平和的心态。

（2）体重

体重是反映小儿生长发育的最重要的指标。因为体重反映孩子近期的营养状况，父母清楚宝宝的体重有助于在喂养方面作调整。体重可以受多种因素如营养、辅食添加、疾病等的影响。体重在出生前 3 个月增长最快，一般为月增长 600 ~ 1000 克，最好不低于 600 克。3 ~ 6 个月期间一般月增长 600 ~ 800 克。6 ~ 12 个月平均每个月增长 300 克。1 岁后生长速度会减慢，对于 1

岁后的孩子父母可以按简易的公式作一个大概的计算：体重（千克）＝年龄×2＋8（或7）。体重与喂养有很大关系，但也与宝宝的活动量、遗传、疾病等诸多因素有关。有的宝宝吃得并不少，妈妈也很注意宝宝的营养结构，但就是不长胖；而有的宝宝在同样喂养情况下，可能就比较胖。所以哪怕自家宝宝看起来不胖，但只要宝宝吃得好，身体健康，就不用千方百计喂宝宝，非要把宝宝喂成肥胖儿，这对宝宝来说可不是什么好事。只要孩子的体重在标准线上就可以了。

（3）头围

头围是反映孩子脑发育的一个重要指标。头围在出生后第一年增长最快。出生时头围平均34厘米；1岁时平均46厘米；第二年增加2厘米；第三年增加1~2厘米；3岁时头围平均为48厘米，已与成人相差不多了。正常小儿后囟门3个月闭合，前囟门1岁到1岁半闭合。过迟闭合要考虑有无佝偻病的可能。

一般来说，只要宝宝没有先天性遗传性的疾病，并且营养均衡，那么他的体格、智力发育等也不会出太大的问题，所以对于父母来说，最重要的还是要保证孩子的营养。除此之外，孩子发育是否良好也不能看某一个单一标准，除了体格发育的硬性标准外，我们还要看宝宝白天醒来时精神是否良好，逗他玩的时候是否有反应，听到声音时是否会转头，等等，所以宝宝的生长发育是否正常必须结合各方面的综合因素来看。

让宝宝更好地生长发育

（1）定期测量

孩子的头围、身高、体重，父母可以定期测量，来掌握孩子的硬性指标。比如，如果孩子体重明显下降了可以多补充一些营养，如果孩子太胖了，要想想是不是营养过剩了。测量的结果虽然只是一个数据，但父母可以通过这个数据来调整孩子的喂养方式，以达到最佳的状态。

（2）保证母体的健康

孩子每天接触最多的一定是母亲，如果母亲生病了，就会直接影响母乳的质量。哪怕孩子不喝母乳，但每天也基本上是由母亲陪伴左右的，母亲生病后的不安情绪也同样会影响到孩子。所以，妈妈们首先要保证自己的身体健康，这样才能让宝宝更好地生长发育。

（3）多和宝宝互动

宝宝出生后的第一个月大部分时间都处于睡眠状态，但在孩子醒来的时候，父母也不要忘记和孩子增加一些互动，哪怕是对着他微笑，说几句话，抱抱他，这些都是很好的互动方式。等孩子大一些的时候，还可以给他听听音乐等，这些互动能让孩子感觉愉快，从而促进生长发育。

（4）教孩子"做操"

在孩子两三个月以后，可以用声音引导他扭头、抬头，用漂亮颜色吸引他的注视，四个月后引导他翻身，等等。妈妈还可以一边做一边说，比如：宝宝会抬头了，宝宝要翻身了。这种方式也能帮助孩子更好地生长发育。

2. 宝宝断奶"计划书"

休完产假，什么时候给孩子断奶，就成了妈妈最揪心的问题。许多妈妈认为4个月左右母乳就没有营养了，就开始着急地给孩子断奶，也有的妈妈在孩子四五岁已经吸不出奶时还让孩子含着乳头睡觉。有些妈妈认为要坚决地让孩子断奶，有的则主张顺其自然。究竟什么时候才是断奶的最佳时机呢？

断奶的最佳时机

俗话说"金水银水不如母亲的奶水"，在孩子一周岁以前，只要条件允许，妈妈最好不要轻易给孩子断奶。有些妈妈认为孩子6个月后，母乳就没有营养了，有些妈妈认为月经来之后，母乳的营养就降低了，此时需要用牛奶来代替母乳，这些说法妈妈不要轻信。世界卫生组织的研究一再表明，无论从任何一个角度来讲，母乳对婴儿来说都是无可比拟的最佳营养品。所以妈妈应尽可能在添加辅食的情况下坚持母乳喂养到一岁左右。

周岁以后，随着牙齿不断长齐，孩子已经能吃一些比较硬的食物后，就要考虑断奶了。有些妈妈为了培养孩子良好的饮食习惯，让孩子营养摄入均衡，会用一些较为极端的手法，比如在奶头上涂辣椒、墨汁、红药水、紫药水或黄连水等方法。从父母的角度来看，这样的方法能杜绝孩子任性，让孩子彻底绝望。但如果从孩子的立场出发，其实母乳对宝宝来说不仅是食物，更含有宝宝的一份特殊的感情，在妈妈怀里吃奶，是孩子切身感受母爱的最幸福、最温馨的时刻，能够给宝宝带来信任和安全感，是孩子情绪上最稳定的瞬间。婴儿在吸吮乳汁的同时不断地与母亲进行感情交流，获得母爱，这对婴儿的身心发育具有重要影响。

如果妈妈像赛跑抢时间一样，孩子一过周岁没有任何过渡期就突然断奶，会给宝宝心理上带来极大伤害，孩子因此受到的情绪冲击会造成更严重的问题，甚至形成日后难以纠正的儿童异常行为。

帮宝宝顺利度过断奶期

断奶期是宝宝成长里程中的一个重要时期，这代表着他从婴儿时期的单一饮食向成人膳食踏出第一步。从完全靠吃奶到断奶，妈妈只有经历过才能体会这期间的酸与甜。

我坚持母乳喂养到仔哥11个月大，才循序渐进帮仔哥断掉母乳的。先断掉了白天的母乳，主要靠牛奶和辅食，再逐步连晚上的母乳全断掉。因为母乳不足，仔哥出月子后每天都会补充一到两顿奶粉，这让断奶变得极为顺利，几乎没怎么哭闹，就自然断掉了。在断掉夜奶时，刚开始我急于求成，以为乳汁本身已经不多了，就想一次性彻底断掉，结果乳汁淤积，我疼得差点晕过去，只好让仔哥大口吮吸，把乳汁排空疼痛才缓解。有了这次经验，我知道断奶这件事不能急于求成，需要一点一点慢慢来，于是我逐步延长宝宝吮吸母乳的时间，直到乳房慢慢松软没有任何胀痛的感觉。

有些妈妈在断奶时操之过急，采用传统的一夜胀退法，这很容易导致乳腺炎甚至脓肿形成而不得不手术治疗，有些妈妈还会出现较为严重的乳腺增生或其他病变。

断奶需要循序渐进，妈妈可以穿上比较紧身的衣服，让宝宝不容易随意掀开衣服吃母乳，尽量让宝宝不要处在想吃母乳的情境。宝宝都会有习惯性的吃奶需求，例如有的宝宝必须吃着奶睡觉，那么妈妈可以让宝宝从母乳改为奶瓶，让爸爸哄宝宝入睡。

在断奶期间应多和宝宝在一起玩他感兴趣的游戏，转移宝宝的注意力，尤其是在宝宝哭闹时，父母及家人一定要帮助安抚宝宝，给宝宝更多的关爱。当宝宝对母乳以外的食物味道感兴趣的时候，应该用适当的语言诱导和强化，使宝宝受到鼓励和表扬，感到愉快，在心理上把断奶当做一个自然过程。

让孩子慢慢适应新的饮食习惯

在断奶的问题上，妈妈要顺其自然，给孩子充分的时间接受这个事实。没有必要因为自己的孩子比别的孩子断奶晚而担心，更不要因为孩子抗拒而责备他。

妈妈要帮助孩子养成正确的饮食习惯，首先应该让孩子对各种食品的食用方法产生兴趣。有些孩子一直吃母乳，就不会接受任何其他的辅食，此时，妈妈需要多让孩子尝试不同的食物，培养孩子的好奇心。

孩子8个月以后，已经可以用手抓住碗筷和勺子了，让他们自己尝试，吃辅食的时候让孩子坐到餐桌旁，或者在大人吃饭的时候，让孩子坐在身边一起吃辅食，也会让孩子对辅食产生好感，让断奶变得容易。

3. 辅食，怎么添加比较好

悠悠已经10个月了，每天还抱着奶瓶，与别的小朋友不一样，他还没有吃过任何辅食。他的个子比同龄的小朋友矮，牙齿也长得不齐。妈妈说等他一岁之后，身体适应了再开始添加辅食。

孩子适合的，才是最好的

不管哪种辅食，孩子喜欢和适合的，才是最好的。孩子出生以后，妈妈都希望他能健健康康地成长，而在宝宝小的时候，健康成长的最关键因素就是孩子吃得好不好，睡得好不好。孩子辅食吃得好不好当然也是一个关键的标准。

很多时候，妈妈费心费力做好辅食，宝宝却不领情，尝一尝就吐出来，或是吃几口就不吃了，这个时候妈妈大多会感觉沮丧。为了孩子的生长发育，妈妈更是想方设法强迫孩子吃下去，但这只会让妈妈更吃力。我就曾在仔哥的辅食添加上备受打击。我是在仔哥4个月大的开始给他添加辅食的。第一次我为他精心地准备了自己制作的米粉，但仔哥用嘴巴舔了舔，就无情地吐了出来。随后的日子里，无论是我亲手做的，还是外面买的，国产的、进口的，所有的米粉、肉泥、菜泥他都是吃几口就不吃了。每次看着我精心准备的食物这样被浪费，我也感觉很沮丧。很多时候，我也很焦虑，也不知道怎么办。但我也不想逼迫孩子吃自己不想吃的食物，因此1岁半以前，每次体检，仔哥的身高体重都不达标，我们都会被医生批评。直到有一天，家里做肉饼子炖蛋，他大口大口地拌着白米饭吃了一大碗，我们这才找到他喜欢的食物。他执着地吃了半年肉饼子炖蛋之后，才慢慢地开始接受其他的食物。但无论如何，粥类的糊状食物他依然不吃，也是直到这时我们才理解他一岁之前为什么不吃各种各样的米粉、肉泥。

孩子不爱吃辅食，妈妈不用太忧心，站在宝宝的角度想一想，辅食是孩子在接触一种和奶不一样的味道，他不能像喝奶那样咕嘟咕嘟地大口吮吸，而是必须慢慢尝试用牙或牙床咀嚼，并慢慢吞咽下去的新方式，孩子不适应和拒绝都是正常的。妈妈应耐心地多尝试一段时间，告诉自己："孩子现在还不爱吃辅食啊！还是再等等吧。""孩子不爱吃这个，换成其他的试试吧！""喂的方法是不是有问题呢？"通过这样的分析，找到适合孩子的方法。一旦孩子找到自己喜欢的食物，就能很快接受。妈妈不要因为孩子不领情而伤心甚至生气，逼着孩子非要吃下去。这样在孩子面前发火并强迫孩子进食的行为，只能给孩子带来更多的烦恼。严重的话，孩子可能会从此不吃某种食物，甚至演变成厌食症，或者严重影响母子关系。

添加辅食，请你跟我这样做

很多妈妈认为孩子4个月左右就可以开始添加辅食了，因为4个月大的婴儿已经能分泌一定量的淀粉酶，可以消化吸收淀粉类食物。但 2005 年世界卫生组织通过了新的婴儿喂养报告，提倡在 6 个月前以纯母乳喂养，6 个月以后再在母乳喂养的基础上添加食物。母乳喂养最好坚持到 1 岁以上，这期间最好都以奶类为主，其他食物为辅。

为什么要等到 6 个月以后开始添加辅食比较好呢？这是因为婴儿在 6 个月左右进入味觉的敏感期，这个时候让孩子品尝一些不同味道的食物，有利于提高孩子味觉方面的敏感度。

辅食添加得太早容易引起过敏、腹泻等问题。有调查显示，婴儿在 4 个月或不到 4 个月时开始添加米糊，很容易引发腹泻，有些敏感的孩子还会出现消化道感染等现象。另外，辅食添加太早使母乳吸收量相对减少，而母乳的营养是最好的，这样替代的结果得不偿失。

而像悠悠妈妈那样等到孩子 1 岁之后再添加辅食，也是不科学的。6 个月以后，母乳中的铁含量已经很低了，如果超过 6 个月还不添加辅食，孩子就可能会患上缺铁性贫血。

妈妈要循序渐进地给宝宝添加辅食，初次添加时不要同时给宝宝吃两三种食物，而是要按从单一到多样的顺序进行，最好按液体（如米糊、果汁、菜汁等）—泥糊（如蛋黄、稠米糊、肉泥、菜泥、鱼泥等）—固体（如烂面条、粥、软饭、小馒头片等）的顺序添加，从一个种类过渡到另一个种类，从一种质地过渡到另一种质地。刚开始让宝宝试吃一点，再逐步增加。

有些妈妈一开始就喜欢给宝宝添加蛋黄，但是鸡蛋容易引起宝宝过敏，相对来说，米粉就安全得多。因此最好让宝宝从米粉开始，逐步适应后，再添加蛋黄。

刚开始添加时，妈妈可以在喂奶喂至一半时，让宝宝尝尝鲜，看宝宝的反应再作调整。如果宝宝慢慢地吞进去，下次妈妈可以增加米粉的量；如果宝宝用舌头往外顶，就说明这种辅食是宝宝不喜欢的，妈妈可以考虑换一种辅食。

在时间的选择上，最好在上午尝试添加，万一发生不适的状况，可以及时就医。

对于辅食的选择，我的建议是在力所能及的情况下，妈妈最好亲自给宝宝制作米粉。仔哥的辅食一直都是我亲手制作的，在我看来，新鲜的食材制作的辅食远比市场上琳琅满目的商品要健康安全得多，至少食材的安全性上更具可控性。有些妈妈担心工作太忙没有时间，其实现在有各种操作方便的料理机，妈妈只要把食材准备好，放进去几分钟之后就能制作好营养安全的辅食。

4. 孩子吃手的毛病要纠正吗

孩子8个月了，最近特别爱吃手，刚开始的时候，孩子只是在肚子饿和困了的时候才吮吸手指，近来却整天把大拇指含在嘴里。每次强迫他把手从嘴里拿出来，他马上又塞进去。我担心强迫他可能会让孩子感到压力，可是不管能行吗？

孩子靠吃手获得满足感

婴儿2~3个月时会吮吸手指，这是孩子进入口欲期的正常行为。孩子通过吃手探索世界，追求舒适和心理上快感的满足，如果这个时候让孩子得到满足，孩子就能从口欲期顺利向肛欲期过度。如果大人强行制止的话，孩子会重复出现吃手的行为。

仔哥是在3个月时出现吃手行为的，那时候我们还不太懂，每次他把手放进嘴里，我们就强行把它拔出来。到他一岁半的时候，他又突然开始吃手，这次还是一整个拳头地吃，看他口水沿着手指滴下来，还一副津津有味的样子，我决定让他吃个够。我帮他准备好干净的毛巾，在他不吃的时候再把手擦干净。两个月之后，有一天仔哥突然就不吃手了，这以后，他再也没有出现过吃手的现象。

婴儿在口欲期除了吃手，他们还喜欢把自己看到的东西都往嘴里放，品尝味道。随着年龄的增长，会向探求性功能方向发展，他会自然而然地将自己的小手从吮吸中解放出来，以更大的兴趣去触摸周围各种物体和多种多样的玩具。

让你吃个够

现在大部分家长都能理解孩子口欲期的需求，任由孩子吃手，如果孩子对其他物品感兴趣，家长也会把安全的玩具清洗消毒干净给孩子。随着时间的推移，大部分孩子不用妈妈操心，会自然改掉吮吸手指的习惯，因为他会发现有太多太多比吸吮手指更有趣的事情。

有时候孩子吮吸手指也可能是排解无聊，这时父母要尽量多花时间陪孩子玩耍。当孩子进入口欲期，父母要给予足够的理解，爸爸妈妈要多搂抱、多陪伴宝宝，仔细分辨宝宝的各种要求，满足他的各种需要，为宝宝营造宽松、温馨的气氛。

5. 补钙，视孩子的情况而定

李女士前不久刚做了母亲，她的孩子足月生产，身体健康，母乳喂养，但在孩子三个月的健康体检时，社区医生建议孩子补钙。但又有朋友建议说，只要宝宝正常吃母乳，这么小的宝宝不需要额外补钙！这可让李女士犯难了，各种建议似乎都挺有道理，到底要不要补钙呢？

是否补钙，要看孩子的实际情况

在仔哥5个多月的时候，有一次抱他出门，恰巧碰到了小区一位快要临产的孕妈妈，还算比较熟，她向我咨询仔哥吃什么品牌的钙片。这个问题着实让我蒙了，因为仔哥当时还小，我还真没考虑过给他吃钙片之类的。对于我这样的反应，这位孕妈妈也很惊讶，说不是出生后就要补钙么，可不能让宝宝输在起跑线上啊！

我一直坚持认为，只要宝宝喂养得当，营养都能跟得上，根本不需要额外补充。我也一直坚持着自己的想法去喂养孩子。但是当身边这样的说法越来越多的时候，就越感觉自己似乎真的做错了什么似的。我也陷入了和李女士一样的左右摇摆状态之中！我想很多妈妈可能都是这样，虽然在坚持自己的想法，可长时间置身于这样的环境，看到周围的妈妈都纷纷行动，甚至连医生也在建议的时候，再执着再坚定的妈妈也会忍不住想：补总比不补好吧！而我，当时就是这样的想法。

当我把这样的想法告诉仔哥爸爸时，他甚至半开玩笑半揶揄地说，你当初不是很坚定地说啥都不补吗？当然玩笑归玩笑，当我们俩在讨论到底给孩子买什么钙片时，才发现我们对钙片的了解非常少，对于网上药店宣传的各种钙片也都半信半疑。我向来都是一个理性的人，哪怕真的要给孩子补钙，也要补得明明白白。纯粹的跟风历来都不是我的风格。在经过一番思想斗争后，我决定先好好了解一下这个小小钙片的奥妙！

觉得需要补钙的妈妈普遍认为，婴幼儿正是身体长得最快的时候，骨骼和肌肉发育对钙的需求量非常大。人体的骨骼和牙齿的主要成分就是钙（大约99%的钙存在于骨骼中），如果婴儿体内缺钙，就会导致骨骼发育迟缓，牙齿萌出较晚等状况，不利于孩子健康成长。

这样看来，钙对于孩子的成长确实是非常重要的！在这样的想法下，很多妈妈都开始进行了补钙。可是再反过来想一下，钙固然很重要，但孩子到底缺不缺钙呢？如果孩子不缺钙，我们却硬要塞给他，不同样也是负担吗？我仔细对照了缺钙孩子的各种表现，比如出牙晚、经常夜惊、多汗等，仔细想了一下，仔哥除了偶尔有过两次夜里醒来的情况，其他都还好。而且我一直都是坚持母乳喂养，我自己本身的饮食营养也很均衡，奶水一直都充足，四个多月的时候，我还慢慢开始让仔哥接触辅食，像蛋黄、胡萝卜泥等。

那么仔哥这样的情况会不会缺钙呢？我仔细查阅了相关资料，了解到母乳中的钙含量总是稳定的，每天乳汁大约要分泌300毫克的钙，在宝宝半岁以内都能满足他的生理需求。也就是说，像仔哥这样半岁左右的孩子，只要母乳充足是完全不用补钙的。如果是配方奶粉喂养，里面也同样含钙，只要宝宝每天能吃饱，一般也同样不存在缺钙的问题。而半岁到一岁时，宝宝对钙的需要会增加一些，但只要多吃奶类、鱼类等富含钙的食品也足够了！在孩子一岁到三岁时，对钙的需求量又会增多，尤其是在四岁到青春期这段时间，对钙的需求量是最大的。孩子进入这个时间段以后，单从食物中摄入的钙含量可能无法完全满足孩子的成长需要，这个时候，父母可以根据需要给孩子补钙。

当我了解这些知识以后，慢慢地恢复了平和的心态。再也不用为了"要不要补钙"这个问题而纠结了！所以，妈妈们不光是在补钙的问题上，包括补充任何营养素之前都要搞清楚，孩子是不是真的缺乏这种营养素！如果孩子的行为包括生长情况表现出异常，可以到医院进行一个微量元素的检测，综合判断后再进行补充。如果营养已经足够，多余的营养补充不但是一种浪费，而且还会增加孩子身体的负担，家长何苦呢？

预防孩子缺钙的好方法

任何问题，防范总比事后弥补要好得多！特别是孩子的成长，我们都希望这颗小苗苗能茁壮成长，状况不断的宝宝一定是我们家长都不愿意看到的。那么预防孩子缺钙有哪些方法呢？

(1) 预防从怀孕就开始

怀孕后，孕妈妈最好经常出去走走，晒晒太阳，一般选择上午太阳初升或者下午阳光偏弱的时候进行，时间可以根据自己的舒适度来调整。晒太阳能够帮助人体获得维生素 D，而这也是人体维生素 D 的主要来源。维生素 D 能促使体内的钙吸收，所以孕妈妈晒太阳对婴儿软骨病、佝偻病都有预防作用。但需要注意的是，晒太阳时隔着玻璃或者涂着防晒霜是达不到这个效果的。

(2) 及时添加辅食

在孩子 4 个月后，可以给孩子适当添加辅食，蛋黄、豆制品都是富含钙的，可以给孩子适当添加。但需要注意的是，在最初添加辅食的时候，一定要循序渐进，如果孩子不想吃，但为了补钙硬往孩子嘴里塞，这样就得不偿失了。

(3) 科学喂养很重要

如果孩子是母乳喂养的，那么妈妈一定要保证自己的营养均衡，多吃一些富含钙的食物，这样才能使孩子的营养均衡。如果孩子是配方奶粉喂养，一定要保证孩子的奶量。

（4）孩子也需要晒太阳

妈妈每天应该带着孩子出门晒晒太阳，因为在缺乏维生素 D 的情况下，孩子哪怕有足够的钙也无法很好地吸收，这和孕妈妈晒太阳的道理是一样的。但带孩子出去晒太阳最好是在无风晴好的天气里，阳光不宜太强烈，刚开始时间可以短一些，慢慢地增加，直到宝宝完全适应为止。

6. 学会安抚孩子的情绪

宝宝已经一岁了，总是动不动就哭。刚开始妈妈还好言安慰，但孩子半点不领情，还越哭越凶，最后妈妈忍不住冲他发火，打了他一巴掌，他这才逐渐安静下来。事后，妈妈很后悔，但又控制不住自己的情绪。

让你哭个够，是绝对错误的做法

很多妈妈发现，随着孩子一点一点地长大，孩子也变得敏感起来，有时候一点点要求没被满足，就会大哭大闹，怎么哄都没用。这时候父母很容易产生听之任之的想法，如果孩子还是大哭不止，父母就会用恐吓或暴力手段制止。其实这样的方法对周岁前的小孩子是不适合的，不仅不能让孩子安静下来，孩子还会哭得更凶。

孩子爱哭是非常正常的。降生后，哭声传递出孩子的第一个信息，在孩子的成长过程中，他们学到的表达欲望的方法就是哭，饿了、尿了、摔倒了、玩具找不到了……都会通过哭来解决。有些父母觉得孩子已经长大了，应该学会听话，孩子一哭，父母就会用讲道理的方式希望他们能够情绪稳定下来。这种方法是用成人处理问题的方式看待孩子的行为。孩子即使会说话了，但大多数情况下，他们还只是一只"小鹦鹉"，有时候他们无法用言语准确表达自己的意愿。比如孩子想要自己吃饭，妈妈却觉得孩子会弄得乱七八糟，把衣服弄脏，于是坚持给孩子喂饭。孩子伸手去从妈妈手里拿勺子，被妈妈拒绝，孩子不知道要怎么表达自己的需求，就只能通过哭来解决。而妈妈则会认为孩子在无理取闹，不好好吃饭。

孩子哭的时候，妈妈应该先耐心安慰，把他抱在怀里，轻轻地拍，鼓励孩子把不满的情绪发泄出来，等孩子不哭了再去了解原因。这样的方法会让孩子知道自己的情绪是可以被包容、被接受的。这个时候孩子对妈妈的关心或漠视的态度非常敏感，如果孩子哭了却没人理睬，孩子的不安情绪就会加重。

这个阶段，孩子的情绪表现能力是不成熟的。当孩子有需求的时候，父母要耐心地去了解孩子想说什么，想做什么。当孩子不能完全通过语言来表达时，父母要帮助孩子通过肢体或表情来表达自己的意愿。孩子反复体验之后，就会逐渐学会用别的方式代替哭来表达自己的想法。

孩子哭的时候，父母也要放松下来，父母心态越平静，孩子情绪越安定。即便性格异常、不好带的孩子，如果父母给予一贯稳定的反应，孩子也能形成很好的性格。反之，本来性格温顺的孩子，如果父母情绪不稳定，不能做出一贯稳定的反应，孩子积累了过多的不安情绪，就容易发展成怪异的性格。如果孩子一哭，大人就神经紧张，只怕先累倒的不是孩子，而是妈妈。

只要孩子哭，就抱起来

一般来说，两岁以内的孩子正是探索世界的阶段，他们对什么都好奇，什么都想尝试一下，如果让孩子得到满足，孩子就不会动不动就哭。父母可以让孩子在安全的条件下，想怎么样就怎么样，对于这时的孩子来说，充分表达自己的意愿，享受自由也是一种重要的成长体验。家长不要刻意阻止孩子的正常需求，而要积极帮助他实现愿望。

如果孩子的要求有危险或侵害到他人，父母就要把孩子抱走，明确地让孩子知道"不行"。这个时候，即使孩子又哭又闹，父母也不要心软，要温柔而坚定地拒绝。比如，孩子抢别的小朋友的玩具，父母就要把玩具还给别的小朋友，把孩子抱开。孩子哭的时候，要耐心地陪在他身边，让他知道虽然他的行为不被允许，但父母依然爱他，支持他。孩子明白哭不能解决问题，自然会改变做法。

有时候孩子会没有任何理由地跑到妈妈身边哭泣，这是孩子想要表达对妈妈依恋的心情，希望与妈妈进行情感交流。妈妈要及时地把孩子抱起来，通过和蔼的对话，眼神的交流，温馨的拥抱让孩子得到满足，情绪稳定下来。

孩子生病的时候，情绪更容易低落，容易和父母对着干，这时父母应理解孩子，不妨多宽容他们一些。

7. 为什么孩子一到夜里就大哭不止

"我真的快痛苦死了！"嫒嫒向我抱怨道。原来，嫒嫒6个月大的儿子小云最近不知道怎么回事，一到夜里12点，就像上紧了发条的闹钟，大哭不止。最开始，小云一哭，嫒嫒就抱起来轻轻拍拍孩子，并给孩子唱歌。后来在一本书上看到，要从一开始就给孩子立规矩，不能孩子一哭就抱起来，于是嫒嫒用书里的方法，让孩子哭5分钟再抱起来哄一分钟，再放回去，如果孩子继续哭，就让孩子哭10分钟再抱起来哄一分钟，如此循环反复，直到孩子安静下来为止。但令嫒嫒伤心的是，这样的方法根本没用，孩子越哭越厉害，有时候可以连续哭好几个小时，楼上楼下的邻居都经常被惊醒，抱怨不已。嫒嫒自己也非常揪心。

恐惧感，让孩子一到夜里就大哭不止

为什么孩子一到晚上就特别爱哭呢？孩子出生6个月左右会感到害怕，也就是说他们会有"恐惧"的感觉。6个月之前，孩子只要生理上能得到满足就够了，他们的哭声大多是表示对进食、睡眠、排泄等的诉求。从6个月开始，孩子会体验到之前从未有过的经历——恐惧。天黑了，或是被强光照射，或是被惊吓，都会引发孩子的恐慌。白天因为光线的刺激，父母的照顾，孩子的恐惧感还不会那么强烈，一到晚上，光线变暗后，孩子的恐惧感也会随之增强。

仔哥在6个多月大的时候，有一天，正在给他放水准备洗澡时，爷爷抱着他去浴室看水。爷爷穿的鞋子比较滑，不小心踩到湿滑的地面，"砰"的一声巨响，两人一同摔倒在地上，仔哥顿时哇哇大哭起来。经过仔细检查，两人都没有摔伤，这让大家都松了一口气。那天晚上，刚一换上小台灯，仔哥

就开始大哭起来。我紧紧地把他抱在怀里，他还是大哭不止，一直到把房间的大灯全部打开，他才安定下来。好不容易把他哄睡着，我轻轻地抱着他准备放到床上，他的身子一挨着床板，又大哭不止。换一个姿势，让他躺在我的怀里，他还是哭个不停。无奈之下，我只好站起来把他搂在怀里轻轻地哄，他这才渐渐地安静下来。老公见我太辛苦，好心说他抱一会，他刚刚接过去，小家伙又大声地哭起来。于是，那一晚上，我就搂着他，坐了一夜。即便如此，他依然睡得不安稳，时不时会轻轻地哭几声。

第二天晚上，早有心理准备的我早早地就把灯开好，逗他玩到困了，才轻轻地把他搂在怀里哄，仔哥很轻松地就入睡了。等他睡熟后，我小心翼翼地把他放在床上，正当我大喘一口气，以为不会再像前一天那么折腾时，小家伙突然又开始大哭起来。我及时地把他抱起来，小家伙寻找到安慰后，很快安静下来。就这样，到了第三天晚上，仔哥很轻松地就入睡了，中途也没有再折腾。

孩子半夜大哭大闹，往往是环境的改变或遇到一些突发状况比如做噩梦、被吓到引起的。妈妈不要太揪心，采取正确的方法帮孩子消除恐惧感，孩子很快就会安静下来。

消除孩子恐惧感，请你跟我这样做

（1）检查孩子的身体状况

孩子身体不舒服，就会大哭大闹，因此一定要先检查孩子的身体是否正常。如果孩子身体没有任何异常，但一到晚上孩子就特别磨人、爱哭的话，就是因为恐惧心理引起的。这时，妈妈最好及时地把孩子抱起来，搂在怀里，让他有安全感，再打开一盏光线柔和的灯，或者播放柔美的古典音乐，孩子往往会安静下来。

（2）检查自己的养育方法是否有问题

有的妈妈认为孩子夜里哭是不听话的表现，就不耐烦地训斥孩子。还有的妈妈会像媛媛一样，急着给孩子立规矩。殊不知，这样的行为都会让孩子的恐惧心理更加强烈，孩子夜里会哭得更凶。这个时候的孩子虽然只有几个月大，但已经学会从妈妈的语气、表情、动作等准确感受到妈妈的情绪了，妈妈的责备会让孩子感受到自己的害怕和大哭大闹是不对的，是不受妈妈欢迎的，他就会更加害怕这种恐惧感，当下一次遇到同样的场景时，孩子更不知道应该如何处理，只能通过更大声的哭闹发泄内心的恐惧。因此，夜里孩子惊醒后啼哭的时候，妈妈一定要抱起孩子及时给予安慰。当妈妈温柔地把孩子搂在怀里，轻言细语地安慰孩子时，孩子才会接受到这种暗示，知道这样的情绪是被妈妈接受的，他就会放下心来，一点点地消除自己内心的恐惧。因此，妈妈虽然白天照顾孩子很辛苦，但夜晚孩子哭闹时，也一定要保持耐心。

（3）及时将孩子抱起

孩子 2 岁之前，根本不懂什么叫"耍赖"，他们哭都是因为心里需要。有些妈妈急着给孩子立规矩，生怕孩子一哭就抱起来会让孩子学会耍赖，对孩子的习惯培养不利。其实，2 岁前的孩子还不太会懂得把"哭"作为手段，他们哭都是因为内心的需要没有被满足，这个时候让他们有足够的安全感重于一切。无论白天或晚上，只要孩子哭闹，妈妈就要及时地把孩子抱起来。

（4）白天最好让孩子尽情玩耍

如果孩子身体虚弱，天生气质敏感，他们的恐惧心理往往会更强，即使周围环境发生细微变化也会感到很害怕。如果妈妈白天让孩子尽情玩耍，就利于孩子培养温顺的气质和开朗的性格，从而使孩子在情绪上更为稳定，恐惧感较弱，并能快速从恐惧感中走出来。

8. 科学训练孩子大小便自理

传统的父母，在孩子几个月的时候就为了让孩子自理大小便而费尽心思，把尿，穿开裆裤，家长的心思只有一个：盼着孩子早一天脱下尿布。夏天，训练孩子大小便往往能卓有成效。但随着冬天的来临，孩子的能力又会退化。有时候眼看孩子过了 2 岁，大小便还是不能自理，父母便心急如焚，不断催促孩子，有时还会因为孩子的过失而大声呵斥。

大小便要"顺其自然"

弗洛伊德把2~3岁这一阶段定义为肛门期。这个阶段，婴儿从排泄活动中得到极大的快乐。

如果这一阶段父母对孩子进行严格的、强制性的排便训练，或者对时间、卫生要求过于严格，孩子会被规则和规范过度约束，无法培养出独立性和自律性。反之，如果马马虎虎地进行排便训练，会让孩子形成无视规则和规范、生活秩序混乱、天马行空式的性格。

每个孩子出现肛门期的时间有早有晚。这个时候自主神经系统开始控制膀胱和肛门，孩子会慢慢掌握如何控制大小便。因此，家长此时可以对孩子进行相应的排便训练。

这个阶段没出现，孩子无法体会自己控制大小便的快感，即使家长强迫，孩子也很难掌握。一般来说，如果孩子在便后能感觉到尿布或者纸尿裤湿了，通过语言或者动作表达不舒服的感觉；或是孩子在口头上或行动上表达想解便的想法；对成人上厕所的行为表示感兴趣，甚至还会在马桶上坐一小会儿；或是每天在差不多的时间大便，家长就可以开始训练宝宝大小便自理了。

孩子学会自理大小便的时间和智商没有关系，自理时间早一些并不能说明头脑聪明，晚一些也不是发育迟缓。家长不要把自己的孩子和别的孩子进行比较，这会给孩子造成压力，孩子自理大小便的能力反而更差。

孩子也希望按照自己的方式来控制排大小便，在不能如愿的时候会感到非常沮丧。因此，排便没控制好时孩子会哭得很凶，并且会因为害怕失败而强忍着。这种情绪如果没有得到很好的调节，排便训练会非常困难，情绪上的发育也会出现问题。特别是妈妈有洁癖而对孩子进行严格的排便训练时，敏感的孩子会出现便秘。

肛门期的孩子会通过排出大小便体会到满足感，因为这是自己"创造"出来的。因此，孩子排出大小便后会想摸摸看。此时，如果妈妈用"不可以""不能摸"等否定性的语句来阻止他，孩子会觉得自己排出的是脏东西而产生罪恶感，因此，不能跟孩子说不许摸，而要这样说："宝宝拉的便便真可爱啊，是不是想摸摸看呢？但是，便便里有很多虫子哦，虫子也喜欢宝宝的便便呢。你要是把摸过便便的手放进嘴里的话，虫子也会钻进你肚子里。所以，还是不摸便便好啊！"像这样，不把大小便说成是脏东西，而说成是可爱的东西。孩子如果有这样的观念，排便训练会非常顺畅。

与之相反，有些孩子特别害怕排出大小便的感觉。他们认为大小便从身体里排出去，是身体的一部分离开了自己，所以很害怕排便。这个时候家长不要着急，更不能严厉地呵斥，而要宽容对待。"太着急了才把便便排在裤子里了吧？没有关系，别在意！"妈妈要这样安慰孩子，不要让他产生罪恶感。父母把这个问题看得越轻松，孩子自理起来越容易。父母要用足够的耐心去包容孩子，相信孩子"到时候自然会排"。这种方法以孩子为主，符合孩子发育的规律，一段时间之后，孩子就会慢慢放松下来，自然而然地养成良好的排便习惯。

训练大小便自理，请你跟我这样做

（1）选择适合孩子的坐便器

很多家长会给孩子选择儿童专用的坐便器。其实，并非每个孩子都能接受儿童坐便器，有些孩子喜欢用大人的坐便器，还有些孩子因为反感坐便器，会把大小便排在裤裆里。如果孩子不反感坐在普通的成人坐便器上，并且父母能确保孩子使用坐便器的安全，就无需使用儿童坐便器。

最好是选择宝宝自己喜欢的座椅式坐便器。这有利于激发宝宝如厕的兴趣。选择坐便器时应注意，坐便器应该牢固、舒适、高低适宜，宝宝坐上去时，双脚应正好着地。

训练孩子大小便自理，首先要注意掌握孩子的一些信号。一般孩子有大便的感觉时，脸会憋得红红的，会使劲用力。如果妈妈发现宝宝神情异样，就要赶紧让孩子排便。在孩子排便的时候，要坐在孩子面前，和他一起做出使劲的样子。还要哼唱歌曲，让孩子感受到排便的乐趣。孩子把大便排在坐便器里的时候，要好好夸奖他。

即使孩子一开始做不好，大人也不要着急，给孩子足够的时间，多训练几次就能学会。当孩子大便能自理后再训练孩子自理小便。在孩子要排尿的时候，同样要让孩子坐在坐便器上，并让他在这段时间里感到快乐。如果是男孩子，可以买一个专用的小便器。现在有一种能吸附在玻璃上的儿童专用小便器，可以根据孩子的高度进行调节，这种小便器很容易引起孩子对小便的兴趣。当孩子有尿意的时候，会主动提出来。

（2）教宝宝发出排便信号

首先应教宝宝学会自己发出"排便信号"，可以是身体的，如两腿夹紧，也可以是口头的，如"嘘嘘""便便"，来告诉父母自己要上厕所了。排便时出了差错要让孩子自己处理。

（3）让宝宝学会脱裤子

让宝宝学会自己把裤子脱下，退到脚踝的位置，如果宝宝做得好，父母要及时地表扬和鼓励。一般来说，最好给孩子穿宽松的、有松紧带的裤子，穿脱方便。少穿紧身裤、牛仔裤或背带裤等。

（4）促进排便

孩子脱好裤子后，父母要引导孩子坐好，然后用"嘘嘘"声诱导宝宝排小便；用"嗯嗯"声促使宝宝排大便。孩子排便时要专心，父母不要让宝宝玩玩具、吃东西，注意避免宝宝长时间坐在便盆上，形成习惯性便秘。一般来说，训练排便比清洁简单得多，父母可以等孩子3岁左右再逐步训练他清洁。在此之前，父母要帮孩子做好清洁。孩子排便后，要让孩子洗手，养成良好的卫生习惯。

9. 孩子爱玩生殖器，怎么办

小林辉今年2岁，每次妈妈给他洗澡他就显得非常兴奋，在澡盆里高兴地一边拍水，一边拉扯着自己的"小鸡鸡"……蹲在一旁的妈妈一声呵斥，抬手就扒拉开儿子的小手，没想到儿子还真犟，使劲揪着"小鸡鸡"，并哇哇大哭以示抗议。在妈妈看来，这东西怎么能乱摸呢？

孩子对身体的探索

如果说追溯到我们的幼儿时期，我们会对生殖器等性器官有羞耻感吗？

不会有！我们甚至能光着屁股在大人面前自如地走来走去。而孩子玩生殖器的行为，其实也和我们小时候一样，并不会觉得有什么不合适，他只是在探索认识他的身体器官，就跟对鼻子、耳朵、手一样的身体器官有天生的好奇心。但在我们大多数成人的观念意识中，认为性、性器官是羞耻的、淫秽的，甚至与罪恶相连，绝不能在光天化日之下谈论。这就是为什么案例中的妈妈对于儿子拉扯自己"小鸡鸡"的行为一边呵斥，一边扒拉开儿子的小手。

虽然说这位妈妈的做法不太可取，但同样作为妈妈的我却能非常理解她，因为在对待孩子无意识地玩弄自己的"小鸡鸡"这个问题上，我们大人常常会陷入进退两难的境地，不知道该如何教育孩子。在仔哥一岁半的时候，就表现出对身体极大的兴趣，有时他会定定地看着自己的手指，或者对着镜子研究自己的鼻孔，甚至也包括在尿尿后认真而好奇地研究自己的"小鸡鸡"，特别是在睡前和睡醒后的这段时间。如果说我大声呵斥，不允许他玩"小鸡鸡"，并且对此非常避讳，这一定会在宝宝幼小稚嫩的内心里埋下这是"不干净、可耻"的意识，这会不会影响他日后对性的正确认识呢？如果说我不理不睬，他经常玩弄自己的性器官可能也会影响他正常的身心发育吧！不过后来的事实证明，我的一切担心都是多余的，随着仔哥长大，带他出门的机会增多，他的玩伴也多了起来，对于身体的好奇心虽然依然存在，但却不会动不动就玩自己的"小鸡鸡"了！原来，转移宝宝的注意力是非常有效的办法！

这招虽然很灵，但是妈妈们不要以为这招是万能的，因为孩子的好奇心永远无法得到满足，随着孩子逐渐长大，很多问题你可能再也无法转移和回避。大部分孩子脑子里都有类似于"十万个为什么"的问号，所以如果孩子问到这些敏感性的问题，比如说，妹妹为什么没有小鸡鸡？我是从哪里来的？等等。这个时候，要想正确地应对孩子一切关于性方面的疑惑和问题，我们自己就必须要抛弃旧的观念，不要认为关于"性"的一切都是羞耻的，淫秽的，我们不妨大大方方地回答和解释，因为大人躲闪避讳的态度可能让孩子对此更加不解和好奇，而且总想一探究竟。

所以，在孩子最初表现出对性器官的探索时，我们也同样可以直接告诉宝宝，比如说这是耳朵用来听别人说话，这是小手用来吃饭拿东西的，这是"小鸡鸡"用来撒尿的……在告诉孩子这些部位的功用时，同时告诉孩子该怎么去正确对待它们以及爱护它们，这一点很重要。

需要爸爸妈妈们注意的是，有时小孩玩弄生殖器，也有可能是有一些局部炎症不适造成的，所以父母对待这个问题的时候，首先要排除疾病方面的因素。

宝宝爱玩"小鸡鸡"，妈妈应如何处理

（1）不要强令禁止

在面对宝宝玩弄"小鸡鸡"的时候，妈妈最好不要粗暴地扒拉小孩的手，进行强行阻止，这样会使小孩内心得不到满足，对小孩的身心发育是不利的。所以如果妈妈们发现小孩经常玩"小鸡鸡"，可以增加小孩的其他活动，把他的注意力和兴趣点转移到其他地方。

（2）不要过于关注

妈妈们也不要每时每刻都盯着这件事，这样反倒强化了宝宝的这种行为，促成宝宝养成这种习惯。妈妈可以给宝宝准备一两件小玩具，当宝宝吃奶、玩耍的时候，让宝宝拿着玩具，手被占用了，宝宝也就无法抚摸了。

（3）正面地告诉孩子

有时，我们大人常常会因为各种陈旧观念而不愿意和孩子谈及任何关于性的话题，但随着宝宝年龄的增长，他迟早会好奇地问到一些关于生殖器及性的问题，所以爸爸妈妈不妨大方地回答宝宝的这些问题，这对宝宝将来形成正确的性观念非常重要。

10. 增强安全感，帮孩子克服认生

孩子8个月后开始认生，除了妈妈谁也不要，无论爷爷奶奶，还是外公外婆，孩子谁也不让抱，有时候连爸爸也不要。我们出门的时候，她总是躲在我的怀里，害怕别人的目光，表现得很害羞甚至有些惊恐。即便是那些她经常见到的人向她打招呼，她都会"吓"得哭起来。

认生是孩子认识世界的正常反应

6~8个月的时候，孩子认识世界的范围不断扩大，他们会对不同于自己的外部世界感到恐惧，他们会紧紧黏着妈妈，哪怕只是和妈妈分开一小会儿，孩子都会变得紧张不安。有些特别敏感的孩子，即便是妈妈背转身子，孩子也会大哭，弄得妈妈动也不敢动。

仔哥大概八九个月时，白天是由保姆带，晚上我下班回家后自己带。在那段时间里，每到周六日带他出去逛街时，遇到那些伸出手热情地想抱抱他的叔叔阿姨们，他常常表现得非常不配合和不领情，两只手拽着我的领子，用怯生生的眼光打量着别人，生怕别人把他抱走了似的！

不过我倒没有很担心，因为我觉得孩子到了一定的阶段认生是很正常的。宝宝除了整天吃和睡之外，对外界会有很强的探索欲望，包括对周围的人，比如他会专注地盯着妈妈的脸，除了妈妈，他对抱他的任何一个人的脸部都会仔细"探究"，这个期间他通常对于陌生人抱他的动作不会有太大反应。但宝宝毕竟在一天天长大，随着他的心理发育，他慢慢地有了自我认知，对外界也有了一些初步的意识，他逐渐和最亲近的父母、爷爷奶奶建立起了信任和依恋的关系，但他对于陌生人的认知却远远没有达到信任和依恋的层次，自然也就会产生恐惧、排斥的心理。所以从积极意义上来说，认生是宝宝心理发育过程中正常的表现。

孩子特别怕陌生人，会对陌生人产生警惕，有时见到陌生人，甚至会抽泣或啼哭。这是孩子能够区分妈妈和其他人以后的自然反应。这个时期孩子对人的分辨能力已经较好，在此之前，孩子并不会区分谁是熟悉的人，谁是陌生人。正因如此，孩子才会觉得看到的、听到的一切新鲜事物都很可怕。认生意味着孩子的记忆力正在发育，并逐渐形成了自己的思维体系。这是宝宝自我意识发展的正常反应，也是宝宝正常的依恋情结。

有些父母为了克服孩子的认生，会强制性地把孩子带到陌生人面前。我就认识这样一位父亲，当他发现自己9个月大的儿子经常认生时，他就故意带孩子去拜访所有的亲戚，还让别人多抱抱孩子，孩子常常被吓得大哭，孩子一哭，父亲就骂：男孩子怎么可以这么胆小，再哭就把你留在别人家！他的这些做法给孩子带来了很大的压力，使孩子越来越焦虑，以至于晚上都无法入睡。

因此，为了尽快克服认生而让别人把孩子抱来抱去的做法是错误的。把孩子放在妈妈不在场，全是陌生人的地方，这种做法要绝对禁止。从孩子的角度分析，他会认为"妈妈对我来说就是整个世界，可为什么妈妈总想把我推给别人呢？"这样做不仅会加强孩子认生的程度，而且还会对原本牢固的母子依恋关系产生负面影响。

一般来说，孩子认生的情况在一岁后就会逐渐消失，但也有的宝宝会持续到三岁。随着年龄的增长，孩子也逐渐有了自己的交际圈，比如小区里同龄的小朋友，或者培训班里的小朋友们。过于认生会让宝宝缺少和同伴们一起玩的勇气和乐趣，对于小孩的社交多少都是有一定影响的。所以对于过于认生的宝宝，父母需要正确引导，帮助孩子克服这些困难。

克服认生，要让孩子有安全感

（1）让孩子知道妈妈可以信赖

消除孩子认生的最好方法是让孩子慢慢适应，让他相信自己是安全的。妈妈应该站在孩子的立场，理解孩子内心的恐惧以及由此引发的哭闹行为。

认生阶段的关键在于"孩子对妈妈到底有多信任"。只有彻底信赖妈妈，孩子的恐惧才会慢慢消失。在孩子认生的时候，妈妈耐心地陪在他身边，让孩子知道妈妈关心他，爱护他。随着孩子对妈妈的信赖感逐渐增加，认生现象会慢慢好转。反之，如果妈妈没有这样做，孩子的认生就会更严重。

（2）遇到陌生人时，妈妈最好陪伴在孩子身边

大人遇到陌生人都可能会有恐惧感，更何况孩子呢？当遇到陌生人的时候，妈妈最好陪伴在孩子身边，以自己的行动告诉孩子，这没什么可怕的。只要孩子看到别人也会像妈妈一样善待自己，认生的程度就会慢慢减轻。先训练宝宝多与熟人交往，慢慢地宝宝对生人也就能够接受了。与陌生人见面时，第一次见面时间尽可能不要太长，也不要随便把孩子给别人抱，当孩子

逐步适应后，再逐渐延长，直到孩子的恐惧感消除，愿意让别人抱为止。爷爷奶奶、外公外婆也要经常和孩子在一起，才能培养和孩子的感情。

当孩子在陌生人面前表现得害羞或者害怕时，不必强迫孩子做这做那，父母要照顾到孩子的心理。可以适当地鼓励他，比如可以对他说：叔叔很喜欢你的，过去看看叔叔给你带什么好吃的了！阿姨是不是很漂亮啊？快过去跟她问个好吧！对于认生的孩子来说，这些鼓励是很有必要的。

（3）多为孩子创造与陌生人接触的机会

父母要在能够提供保护的范围内，在日常生活中尽量给孩子创造机会，让宝宝多与小伙伴们接触、交往，充分满足孩子的好奇心，从而促进其社会性发展。带宝宝到社区广场、花园绿地等场所，让宝宝看看周围新鲜有趣的景象，感知不同人的声音和长相，特别要注意让宝宝体验与人交往的愉悦，逐渐地降低与陌生人交往的不安全感和害怕心理。如果父母总以保护孩子为由，对孩子的方方面面进行管制约束，孩子的认生会更严重。

（4）孩子完全不认生，妈妈更要警惕

如果孩子完全不认生，谁都让抱，妈妈更要警惕，有可能是孩子和母亲没有形成稳定的依恋关系，出现了婴幼儿时期最让人头疼的状况——依恋障碍。有些患有自闭症或智力水平低下的孩子也不会认生。如果孩子在8个月前后依然没有任何认生的表现，就有必要诊断一下孩子是否出现了异常。

11. 陪孩子走过分离焦虑期

每次我去上班，宝宝总是要大哭，着急的眼神让人心疼。一旦狠心走开了，她会哭一个小时，天天这样真受不了，只好把她送回老家，可这样对我又是煎熬。每次见到宝宝，她都寸步不离地跟着，连上厕所她都要跟着，生怕妈妈不见了。过来人有什么好的办法吗？

分离焦虑是孩子成长的标志

分离焦虑是每个孩子必经的一个阶段。孩子刚出生时，认为妈妈是自己的一部分，到 6 个月左右，逐渐认识到妈妈和自己是不同的个体，并意识到妈妈有可能与自己分离，焦虑感由此产生。这种焦虑感会越来越强，以至于即使只分开片刻，孩子也会号啕大哭，这种分离时的恐惧感就是分离焦虑。

分离焦虑一般在孩子 8 个月左右的时候开始出现，女孩子在 3 岁左右焦虑感慢慢消失，男孩子则要晚一些，一般在 4 岁左右才能完全克服这种焦虑感。

孩子刚出现分离焦虑时，一刻都不让妈妈离开，妈妈因此感到疲惫和苦恼。但从另一个角度看，分离焦虑的产生恰恰证明妈妈和孩子已形成牢固的依恋关系，孩子的发育已经进入一个非常重要的阶段。相反，如果孩子没有分离焦虑，则说明母子之间没有形成很好的依恋关系，这样的孩子在长大一些后可能会出现严重的情绪障碍。

分离焦虑主要会经历反抗、失望、超脱三个阶段。在反抗阶段，孩子会号啕大哭，又踢又闹，当他发现大哭没有用时，就会转为断断续续地哭泣，不理睬他人，表情迟钝，这就是分离焦虑的失望阶段。这个阶段孩子发现家长还是不搭理他，他就会逐渐进入超脱阶段，接受外人的照料，开始正常的活动，如吃东西、玩玩具等。

分离焦虑是孩子出生后要经历的第一个难关，如果顺利渡过这一难关，下一阶段的发育就会水到渠成。

帮孩子克服分离焦虑

究竟要如何让孩子克服分离焦虑呢？你可以试试下面的方法。

（1）让孩子明白妈妈很快会回来

对处于分离焦虑期的孩子，最重要的就是让他们知道妈妈会回来的。分离之所以会让孩子感到焦虑，主要是孩子担心妈妈不要自己了。因此，让他们适应分离，知道妈妈会回来就显得格外重要。

（2）循序渐进地让孩子适应分离

让孩子接受分离有一个循序渐进的过程，刚开始，妈妈可以把宝宝放在浴室或厨房的门口，给宝宝一两个他喜欢的玩具，让他能一边玩一边看到你。

接下来，妈妈可以让孩子在一个房间独自玩耍，自己则在隔壁房间随时待命。宝宝有任何需求，妈妈就马上出现在面前。让宝宝知道，即使他看不到妈妈，他也是安全的。

然后，妈妈可以在爷爷奶奶或保姆看护孩子的情况下，与孩子短暂分离。妈妈要郑重地与宝宝告别，告诉孩子：妈妈有很重要的事情，要暂时离开一下，10 分钟之后就回来。然后妈妈把孩子交给其他人，关门离开。这个时候即使宝宝大哭大闹，妈妈也不要心软，10 分钟之后，妈妈再开门回家，大声地对宝宝说："宝宝，妈妈回来了！"当宝宝逐步适应后，妈妈可以把分离的时间逐渐延长为半小时，一小时，半天，一天……

（3）每天郑重地与孩子告别

这里需要提醒的是，每次离开的时候，妈妈一定要非常郑重地举行一个告别仪式，与宝宝拥抱、告别，让他明白妈妈的不舍，然后让宝宝看着妈妈离开。这样的过程刚开始很心酸，孩子目睹妈妈离开，会伤心地大哭，很多接替者因为不想看孩子这么伤心，会要求妈妈偷偷离开，这种方法短时间看确实对孩子的情绪稳定更有效，但从长远看，对孩子的心理成长是不利的。还有的接替者因为厌烦孩子哭闹而采取威逼利诱的方法，威吓孩子：再哭妈妈就不要你了。这样的方法看似立竿见影，但宝宝不过是被吓住了，并没有根本解决问题，反而还可能带来更多的负面影响，比如，宝宝的内心对分离感到更恐惧，或者产生其他的情绪问题。最好的办法是在孩子伤心地大哭时，接替者可以抱着孩子，轻轻地拍拍他的背，和他说说话，让他知道妈妈只是暂时离开，很快就会回来。与妈妈通电话或视频聊天，也是很好的解决方法，这些都会给孩子充分的安全感。

有的妈妈担心孩子变得过于依赖，或是觉得和孩子突然分开后孩子的反应很有趣，故意对孩子要和妈妈在一起的要求置之不理，或藏到孩子看不见的地方。孩子本来就因为看不见妈妈而感到不安，妈妈这样做会加重他的焦虑感。妈妈有时候把孩子放在学步车中，自己则在孩子看不见的地方忙家务，这同样会让孩子感到不安。这种不愉快的经历会停留在他的记忆深处，并使他产生更严重的焦虑感。有时，孩子甚至会出现感冒、发烧、咳嗽、肚子疼等生理症状，如果处理得不好病程会持续数年。

12. 多给胆小的孩子一些鼓励

　　明明是个男孩，但胆子特别小。晚上睡觉必须开灯，不然就又哭又闹。电视里如果有血腥场面，他马上会说"我不要看这个"。到了动物园，他好像对什么都不感兴趣，看到骆驼他不敢靠近，嚷着要回家；看到长颈鹿吃树上的树叶，他也害怕。这让明明爸爸非常不解，自己从小胆子就很大，但儿子怎么会这样呢？

胆小不是孩子的错

　　有的孩子胆儿很大，爬高摸黑的，什么都不怕；可有的孩子天生胆小，不敢爬高，不敢一个人睡觉，甚至怕听到古怪的声音。

　　不得不说，不管是高明的心理学家，还是经验丰富的幼儿老师，都很难说清楚宝宝胆小的特点是怎么形成的。可以说一部分来源于遗传因素，或者说是孩子天性如此，比如说，宝宝刚出生还在婴儿期时，从孩子哭声的大小，饥饿时的表现就能看出孩子的胆子大小。但也有一部分来源于环境因素，比如整个家庭的观念都是鼓励孩子去探索，不怕孩子受伤，这样的环境下成长的孩子胆子通常会比较大。反过来，如果家长过度保护孩子，常常对孩子说"你还小这个不可以碰""如果你摸它就会咬你"等带有吓唬性的话语，这些都会增加孩子的心理负担，让孩子逐渐变得退缩胆小。

　　所以说，明明爸爸胆子大，不代表明明胆子也大，除了遗传因素，环境因素等也是不可忽视的，并且通常这些因素彼此纠缠在一起，很难理清。

　　仔哥胆子也很小，比较敏感，一岁以前睡觉一定是要开灯才可以的。而且他特别害怕陌生的动物，有一次去动物园，很多孩子在大人的帮助下都敢骑到骆驼背上，而仔哥只敢远远地看着，不敢靠近……作为妈妈来讲，我有时也会担心胆小的他以后被欺负，或者无法适应以后的学习竞争。但直到仔哥入学，我的心又慢慢放下了，事实上，随着年龄的增长，仔哥胆小的特点慢慢改善了很多。在我们的鼓励下，从前连滑梯都不敢玩的他，进幼儿园后也能和小朋友们玩各种游戏了。当他迈出第一步，体验到这项活动的快乐时，就不会那么害怕了。所以说，胆子小并不代表孩子以后就不能正常适应集体生活，这个问题并没有父母们想象得那么严重。最重要的还是父母对此的态度，如果发现孩子胆小怕事，因此责骂孩子，或者不顾孩子的感受在他准备不足的情况下，刻意锻炼他的胆子，这些对孩子都不会有积极的影响。这些方式很可能无形中把"胆小"这个观念放大强加在孩子身上，这只会让他意识到自己确实是"胆小"的，并且越来越不敢挑战自己。

帮助孩子跨越胆小的障碍

（1）宽容地看待

如果说宝宝天生就有些胆小，那又怎样呢？能代表宝宝将来就不能很好地发展吗？当然不能！胆小的孩子虽然有时显得退缩，但这样的宝宝长大后做事会更加细致，观察事物也更加敏锐，所以说胆小并不能说是一个"缺点"，这只是孩子性格中的一部分而已。不要逼他成为你想象中的那样，要接纳孩子本来的一切。

（2）正确地引导

宝宝常常对外界的一切都非常好奇，所以，妈妈要充当一个带领宝宝去探索世界的向导，而不是经常使用一些吓唬或者禁止性的语言，如果真的碰到危险的东西，可以换个方式对孩子说。

（3）学会放手

宝宝是妈妈的心头肉，妈妈时时刻刻都想保护宝宝，绝对不想让宝宝受到任何伤害。爱子心切虽然可以理解，但是宝宝要成长就必须逐渐脱离妈妈的保护圈，所以要学会适当地放手，要习惯孩子摔倒，并且鼓励他自己站起来，不要任何事都帮助他完成。让他去尝试他才会慢慢变得自信。

13. 正视孩子的"不分享"

你有没有遇到过这种情况：小朋友到家里玩，宝宝看到人家玩自己的玩具卡车时，不但一把抢过来，还对着人家喊："这是我的！你不能玩！"无论怎样讲道理，孩子都不听。有时候就算那些他平时看都不看的玩具被别的小朋友碰了，他也会大叫个不停。究竟怎么了？怎么这么小气呢？

不分享源于占有欲

这样的情况在 1～3 岁的小朋友中极为常见。有时候孩子不仅自己的玩具不给别人玩，还会把别人的东西当做自己的，与别的小朋友争得不可开交。

出生 8 个月后，孩子学会爬行，1 岁左右，开始学习走路，在练习走路的同时，孩子的自我意识逐渐产生，开始意识到妈妈和自己是两个独立的个体，可以按照自己的意愿去行动，孩子开始产生占有欲。但他只懂得是"我的"，却不知道自己的东西应该和大家分享，也不不懂得别人的东西不能拿的道理。直到孩子 3 岁，他才会不那么以自己为中心，慢慢学会与小伙伴分享玩具。

仔哥最初也不喜欢与别的小朋友分享玩具。后来遇到楼上的一个小朋友，当时他们手上各拿了一个玩具车，两个人都希望能玩对方的。于是我赶紧告诉他们可以交换玩。从那之后，每次仔哥出去玩，我都会特意让他带一个玩具，当他看中别人的玩具时，我告诉他可以拿自己的玩具与别人交换。如果有别的小朋友看中仔哥的玩具，我也会让别的小朋友拿玩具跟仔哥交换。即便如此，仔哥也是到 3 岁多才愿意与小朋友分享玩具的。

有些孩子因为太过喜欢某样玩具，会偷偷摸摸地把别人的东西拿回来，妈妈们大都觉得这是一种偷窃行为，需要严加管教。但是，这个年龄段的孩子还分不清自己的和别人的区别。妈妈要告诉孩子这是别人的东西，不可以拿，切不可听之任之。必须要让孩子知道，在没有得到许可的情况下，拿走别人的物品是绝对错误的，父母虽然不能朝孩子发脾气，但说话的语气一定要坚决而严厉。

仔哥 2 岁多时，有一次坚持说邻居的小汽车是他的，当时在场的大人都搞不清楚究竟是不是他的，就任由他拿回了家。我回家发现这个情况后，告诉仔哥：这个小汽车不是你的，是别人的，必须要还回去。仔哥当时很难过，很不想还。我抱着他告诉他妈妈知道他很难过，但这是别人的东西，必须还回去。如果他真的喜欢，存够零花钱后他可以考虑买一辆一样的小汽车。仔哥同意了我的意见，并与我一同把他拿回家的小汽车还了回去。

学会分享是一个长期的过程

让孩子学会分享需要一个长期的过程，家长要有意识地引导。

（1）通过游戏让分享变得好玩

家长可以陪孩子玩一些协作性游戏，让大家为了一个共同的目标而努力。这样会让孩子知道大家为了一个目标而努力是一件很快乐的事情。

（2）给孩子树立榜样

父母是孩子最好的老师，父母希望孩子学会分享，就要让他亲眼见证这种品质。父母可以与孩子分享一些物品，同时告诉孩子分享时的感受，最重要的是让他看到你在给予、获取、妥协和与他人分享方面的行为。平时带孩子出去玩时，也可以多带一些零食或水果与其他的小朋友分享。孩子在这样的过程中能够体会到分享与被分享的快乐。

（3）预先做好准备

如果打算邀请小朋友来家里玩，可以事先征求孩子的意见，问他哪些玩具是他愿意分享的，哪些玩具是他不愿意分享的，帮他把那些他不乐意分享的玩具收起来。然后可以设计一些需要互动的玩具，例如搭火车、搭积木等，让孩子提前做好心理准备，事先与别的小朋友打好招呼，如果你的孩子知道不是只有他一个人把玩具给别人玩，他可能会更大方。

（4）尊重孩子的东西

所有的玩具、衣服、图书，都是孩子的东西，即使是那些已经被束之高阁的东西，如果要使用，都要事先征求孩子的意见。否则，哪怕一会儿也不行。

（5）不要因为孩子小气而惩罚他

如果你对孩子说他太小气，要是他不分享就要收拾他，或者强迫他把喜欢的东西给别人，那你只会培养出孩子的怨恨情绪，而不是慷慨大方。鼓励分享要从正面去强调，而不是训诫。也别忘了，孩子不愿意分享某些东西也没关系。随着他越来越成熟，他会明白与别人分享要比独自拥有更快乐。

14. 教会孩子发泄情绪

一凡刚刚一岁，但脾气特别固执，他要什么必须马上得到满足，如果没有满足，他就会抽自己耳光，我们也感觉很心疼。孩子为何会自残呢？

孩子只是不知道如何发泄自己的负面情绪

周岁之前，孩子的任务就是学会生理性的自我调节，包括负面情绪。当孩子的要求不被满足时，他会通过乱发脾气、乱扔东西、用头撞墙等方式宣泄，有时候妈妈会认为宝宝在"自残"，其实，这种举动并不是孩子在自我伤害，只是因为他没有完全具备调节消极情绪的能力。

仔哥是属于气质敏感乖僻型的孩子，在1周岁左右时，有好几次我们没有满足他的要求，他就趴在地上，用头撞地。记得有一次，他向我要草莓，我没有把一整盘草莓全给他，而是拿了一颗给他，他开始哭闹，趴在地上，用头撞地。我想看看他到底能闹到什么时候，就一直观望。过了5分钟，他好像慢慢消了气，安静下来。我原本很担心，但几次之后，他就不再有这么过激的行为了。

就像有断奶期一样，在情绪发育的过程中，孩子也有一个表现厌恶和负面情绪的阶段，孩子的消极情绪达到前所未有的激烈程度，这是孩子发育过程中的自然现象。对消极情绪的调节孩子有一个熟悉和学习的过程，有时候孩子会用过激行为表现愤怒。对于这种现象，父母要给予理解。

用爱包容孩子

如果孩子因为无法调节情绪而采取过激行为时，应该怎么办呢？

（1）不要大惊小怪

妈妈首先不要太大惊小怪，妈妈情绪越稳定，孩子才越会懂得当负面情绪高涨时，要怎样调节自己的情绪。如果妈妈也表现得情绪激动或对孩子的行为表现得很愤怒，孩子就更不知所措，可能会用更激烈的方法表达自己的情绪。

（2）认同孩子的情绪

让孩子学会控制情绪是这个阶段非常重要的任务，最好的方法是妈妈默默地注视孩子，用放松的体态、轻柔的抚摸来认同孩子的情绪。无论他怎样，都陪在他身边，等他自己舒缓情绪。当孩子平静下来以后，妈妈要心平气和地请孩子一起收拾混乱的现场，让孩子明白做错事要负责的道理。通过这样的过程，可以帮助孩子从因为发脾气而产生的罪责感和担心妈妈不再爱自己的不安感中解脱出来，减少产生负面自我认识的可能性。

（3）不与孩子讲道理

2岁以前与孩子讲道理是没有用的，和孩子讲大道理、埋怨、预言式总结、批评等，这些都容易使战火复燃。家长可以用引导的方法帮助孩子发泄负面情绪，带孩子涂鸦、去操场上跑跑跳跳等，都能帮助孩子纾解情绪。

15.“打人”只是孩子的一种表达方式

丹丹是个1岁多的小女孩，表面看起来文静乖巧，但却是小区里出名的"小霸王"。就连奶奶都说："这个孙女惹不得，动不动就打人，小区里差不多年龄的小孩都被她打遍了。"平时，丹丹的口头禅就是"打"。丹丹特别喜欢打人家的脸，为了教训她，有好几次妈妈狠狠地打了她，结果她不仅没收敛，反而越来越爱打人。现在邻居们远远地看见丹丹过来，就赶紧带着小朋友离开。对于丹丹的这种行为，究竟要怎么办呢？

攻击别人是孩子独有的表达方式

孩子和成年人一样，不会无缘无故地生气，更不会无缘无故地打人。宝宝打人其实只是用这种方式来表达感情，有时候甚至是表达自己的喜欢。也有心理学家认为：攻击别人是孩子成长的动力，孩子在攻击别人的过程中逐渐成长。无论哪种观点，对于 2 岁以下的孩子来说，他们"打人"都只是一种无意识的行为。妈妈不妨站在孩子的角度，看看究竟是什么原因让孩子用武力的。

仔哥 1 岁多的时候，有段时间特别喜欢打人，任何小朋友靠近他，他都会动手打别人，有时候还会用力捏别人的脸。有一次亲戚的女儿来家里做客，只要小女孩靠近他，他就用手使劲地掐小女孩的脸，看着小女孩的脸被掐得青一块红一块，我的心里觉得特别愧疚。为了给仔哥立规矩，我狠狠地打了他的手，像他掐别人那样狠狠掐他，有好几次，他被掐得大哭。但他的行为并没有因为被打而改正，反而变本加厉。

后来我发现仔哥"打"人，更多的是为了表现亲热。他掐小女孩其实是内心喜欢，但不知道怎么表达。当他这么做之后，我重复他的行为，仔哥误认为自己的这种行为是对的，是被爸爸妈妈支持的，于是他越发用力地掐别人。自此以后，每次有别的小朋友靠近仔哥时，我都马上把仔哥抱远一点，让他们保持安全距离。我们有意识地陪他看一些图书，玩一些游戏，告诉他当自己内心很喜欢时，可以用什么样的方式表达。

有时候孩子打人是因为自己的要求得不到满足，或者自我中心意识过强。2 岁以内的孩子在大脑发育过程中，是没有他人概念的。这时的孩子除了自己，关注的对象就只有妈妈，如果因为打架挨了批评，孩子也不会意识到"自己欺负了别人"，而只是觉得"我惹妈妈生气了"。

由于孩子表达和控制情绪的方式非常简单，有时候孩子就算没有愤怒或不安的情绪，也会攻击他人。

理解，让孩子远离打人"恶习"

孩子 1 岁左右出现攻击性行为是正常的表现，这个时候孩子表现出的暴力倾向往往是无意识的。也许是激动情绪无法宣泄的表现，即便情绪正常，也会出现和他人动手，或者弄坏他人物品的行为。孩子的这种行为一般会维持几个月时间，家长首先不要太紧张。越是唠叨和提醒孩子"不要打人"，三番五次地强调它，反而越会强化孩子打人的行为和习惯。

家长应该在理解孩子的前提下帮助孩子去适当地表达情绪。如果孩子是因为内心喜欢但不善表达而"打"人，家长可以通过游戏或看书帮孩子找到表达情绪的方法。如果孩子是想抢别人东西而动手，爸爸妈妈可以告诉他："你想玩那个玩具吗？那是别人的，你拿一个自己的玩具与他交换好吗？"一般小朋友都喜欢玩别人的玩具，有人拿玩具和自己交换，小朋友一般都会欣然同意。如果别的小朋友不愿交换，也没有关系，父母可以适时地引导孩子交换分享："我们再找一个玩具，你们可以一人拿一个。"或者转移孩子的注意力，用其他的物品吸引孩子的注意。

　　有些孩子爱打人是由于孩子性格过于活泼。活泼的孩子平时动作幅度就比较大，不细心。这只是一种天性而已。如果父母对此严加指责，孩子受到逆反情绪的影响，性格反而会向暴力方向发展。

　　家长要注意言传身教，注意自己的反应。当宝宝在家里打人时，父母要表现出应有的尊严，不能对此一笑了之，甚至开心地享受宝宝发脾气时别样的可爱之处，更不应主动逗宝宝发脾气、打人。让宝宝感受到，自己出现攻击性行为时，他人正常的反应是什么。时间久了，宝宝明白这种行为不被人接受，自然会有所改变。

　　在教孩子的过程中，家长既要坚持原则，又要态度柔和。父母应以积极热情的方式对宝宝的良好行为给予鼓励。尤其是那些平时习惯打骂、呵斥、批评宝宝的父母，更应注意自己的态度。发现孩子懂得礼让、能够和小朋友分享的时候，要给予充分的表扬。鼓励能够强化宝宝的良好行为，使宝宝表现出积极、正面的情感，促进良性发展。孩子出现不和他人分享玩具等自私行为的时候，家长不要直接批评，最好先装作看不见，强行制止或者发脾气都会强化孩子的挫折感。

16. 注重培养孩子与他人交往的能力

　　我的孩子怎么不跟其他小朋友玩呢？不管是去小朋友家还是在楼下，他都是自己玩自己的，不与小朋友交流。刚开始还觉得是孩子认生，可现在都快2岁了，还是不喜欢和小朋友玩。是不是孩子发育方面有什么问题呢？

2 岁前，和父母的关系更重要

孩子在 2 岁之前，社会性还没有发展，他们对"朋友"没有任何概念。虽然他们逐渐认识到自己和妈妈是独立分开的两个个体，自己的活动范围也在不断扩大，但他们最重视的依然是自己的妈妈，他们认为妈妈才是自己唯一的朋友。玩具对他们的吸引力很大，只要手里拿着有意思的玩具，就算小朋友坐在旁边也不会去理睬，自己一个人玩得很投入。

仔哥 1 岁之前，我们常常带他去同龄的小朋友家玩，也时常有小朋友来家里做客。每次大家都是自己玩自己的，彼此之间没有任何互动。1 岁之后大家好不容易有了互动，但彼此的互动是抢玩具，仔哥的玩具不让小朋友碰，其他小朋友的玩具也不给仔哥玩。这种状况一直到仔哥 2 岁半之后才慢慢改变，小朋友会一起骑车、钓鱼、玩游戏等。

2 岁以前的孩子根本意识不到和朋友一起玩耍的乐趣，他们不适应别的小朋友，更愿意与妈妈在一起。有些家长担心孩子的社会性或者语言发育方面存在问题，实际上孩子的这种表现是正常的，家长不用过于担心。随着孩子年龄的增长，社会性的不断增强，这种情况就会逐渐改变。

让孩子逐步适应社会交往

妈妈如果希望孩子能顺利度过人际交往期，学会和同龄人正常交往，最重要的不是把孩子介绍给其他小朋友，而是让他感受到更多的母爱。得到爱的人才懂得爱他人，只有和妈妈形成良好的依恋关系，充分享受到母爱的孩子，才会爱护其他小朋友。

妈妈与孩子相处时，尽量保持宽容的心态，诚然，在孩子成长过程中，妈妈要做到这一点非常困难。但是，如果因为妈妈自己无法排解情绪而责怪孩子，这对于弱小的孩子而言是不公平的。父母是他们来到世上最先认识的人，父母用什么样的态度对待孩子，孩子才会知道自己应该用什么态度对待别人。父母以身作则，在日常生活中为孩子树立榜样，孩子就会有样学样。

在为孩子创造和他人交往的机会时，家长不要性急，应该选择孩子熟悉的环境。可以每天带孩子去小区散步、玩耍，也可以邀请其他小朋友来家里，或是去别的小朋友家串门，帮助孩子逐渐适应与人交往。孩子之间没有互动，或是因为玩具而发生冲突，家长也不要担心，1~2岁的孩子出现这种行为是非常自然的事情，妈妈要多安慰孩子，不要让他感到畏惧或者受到伤害。孩子社会性发展后，自然会慢慢学会如何与他人相处。

17. 1 岁以内，让孩子慢慢接受新事物

因为平时工作忙碌，沈冰只能在周末或节假日陪宝宝。为了让宝宝多见见世面，沈冰总是带孩子去各种人多的场合。本以为宝宝会很开心，殊不知，宝宝半点不领情，自始至终哭个不停，让人烦心不已。

周岁前不要急着让孩子接受新鲜事物

我也曾有过与沈冰一样的类似经历。记得第一次带仔哥去超市玩，希望他能感受一下琳琅满目的商品，接受一些新鲜事物，谁知道他半点不喜欢，在人多的地方还大哭起来。现在回想起来，对于气质敏感、很难接受新鲜事物的仔哥来说，这样的经历一点乐趣也没有。

虽然妈妈希望孩子多感受一些新鲜的刺激和体验，但对孩子来说，事实并非如此。陌生的环境只会给孩子带来压力，在陌生的环境下，孩子会感到警惕，而不是像大人想象得那样，能让孩子积累丰富多彩的人生经验。

在挑选玩具时，妈妈也要注意，尽量选择一些较为温和，不要让宝宝感到害怕的玩具。那些会发光、发声的玩具常常会让孩子感到害怕。在仔哥学爬的时候，曾经有朋友送了一个能爬还能说话的玩具娃娃给他当礼物，娃娃一发声，他就被吓到哇哇大哭。一直过了很长一段时间，仔哥才鼓起勇气轻轻触碰并开始研究起这个玩具娃娃来。后来我发现，仔哥对新衣服也很难接受。给他穿新衣服或新鞋子，仔哥总会大哭大闹，刚开始我很不理解，后来才知道，对于气质敏感的孩子来说，接受新事物是一个非常困难的过程。新买的衣服或鞋子，常常要在醒目的地方摆放很长一段时间让他习惯之后，他才慢慢接受。

给孩子足够的时间适应陌生刺激

孩子一般都不会喜欢陌生的事物，如果强迫孩子接受，就会给孩子带来心灵伤害，并因此变得怯懦。尤其要注意的是，如果孩子对新事物过于畏惧，就会丧失好奇心和学习欲望。因此，妈妈要给孩子足够的时间让孩子适应。

对于陌生的事物，妈妈要给孩子一段时间，让他慢慢接受。期间，更要尽量让孩子放心，爸爸妈妈陪伴在他身边，给他充分的时间适应陌生的刺激。

1岁以内，尽量不要带孩子出去远行，有些父母为了带孩子见世面，也为了自己放松，喜欢带孩子出去旅行。这样会让孩子劳累不说，离开自己熟悉的环境也会让宝宝的恐惧感加深，这对于宝宝的成长都是不利的。有远行计划，尽量等宝宝1岁以后，心智发育较为成熟之后再进行。

18. 宝宝生病了，让人心急如焚

对于妈妈来说，最担心的状况就是宝宝生病。感冒、咳嗽、拉肚子等问题会让宝宝的情绪变得敏感不说，父母也会手足无措，忧心不已。

孩子生病，妈妈更忧心

仔哥四个月大的时候，有一天可能是吹了点风，晚上11点多开始发热，一测体温38.5℃。因为是出生后初次发烧，我急得直哭。我们先在网上查到宝宝体温在38.5℃度以下可以用物理降温，我们打来温水，给他擦拭身体，但温度不仅没降下去，反而越来越高，半夜两点，体温升高到37.5℃，我与老公再也坚持不住，赶紧带孩子去医院。

虽然是凌晨，但医院急诊室却有不少家长带着孩子等待着。夜间值班的医生只有一个，我们等了大约2个小时才看上。医生检查后，告诉我们只是普通的感冒发烧，不用担心。吃过退烧药后，仔哥的体温很快降了下来。

那几天仔哥的情绪特别差，为了照顾他，我特意请了一个星期的假。虽说和他在一起的时候也做不了什么特别的事情，但只要我陪在他身边，他的

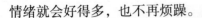

情绪就会好得多，也不再烦躁。

对于上班的妈妈来说，孩子生病需要照顾但自己却不得不去上班，这种时候，妈妈就会充满内疚感，感到既委屈又痛苦。不过在我看来，孩子生病的时候，妈妈不管工作多繁忙，最好都能放下手上的工作，陪伴在孩子身边。每次仔哥生病，我都会请假在家陪他。等他睡着后，再着手处理工作。

生病的时候，孩子的情绪比平时敏感得多，有时候还会故意发脾气，特别喜欢缠着妈妈。此时，妈妈耐心地陪伴对孩子尤为重要，会让他感到无尽的关爱，孩子的安全感就会增强，情绪会稳定许多。如果工作和作为母亲的责任都不想放弃，就必须做到公私分明。一味的自责既对不起工作，也对不起孩子，不但工作不能很好地完成，也会给孩子的心灵带来伤害。

如果孩子患有慢性疾病，妈妈最好能在家工作或者暂时离职，待孩子病情好转后再回到工作岗位。患有慢性疾病或体弱多病的孩子，性格敏感，和正常的孩子相比，母子关系的处理难度更大。这就需要妈妈加倍努力，维持与孩子的良好关系。如果妈妈因为工作没有更多时间陪伴孩子，就会影响母子间的依恋关系，导致母子关系疏远，更会让孩子情绪发育方面出现严重问题。

照料身体虚弱或患有慢性病的孩子时，妈妈不能嫌麻烦，同时不能在孩子面前显露出疲惫的神情。只有妈妈坚强起来才能让孩子确立自信，也才能找到适合孩子的治疗方法，把敏感、爱生气的孩子培养成开朗活泼的孩子。

一个人的精力毕竟有限，所有家庭成员都要努力为妈妈减轻压力。妈妈心理负担过重的时候，可以参加一些聚会以缓解压力。妈妈忧郁的时候，应该暂时把孩子托付给其他亲人，即使出去散散步也是有好处的。

消除孩子对医院的抵触情绪，请你跟我这样做

带生病的孩子去看医生也不是一件容易的事情，孩子小的时候还好，大一点之后，常常一到医院，看见注射器和听诊器就会大哭大叫。对此，妈妈要尽量帮孩子消除对医院的抵触情绪。

（1）不要用去医院吓唬孩子

因为孩子对医院的恐惧情绪，有些妈妈在孩子不听话的时候，喜欢用去

医院吓唬孩子，这只会让孩子对医院的恐惧感更强。

（2）去医院的时候要对孩子说实话

即使孩子还小，也不等于什么都不懂。无论是带孩子去打预防针或是看病，都直接告诉孩子，让孩子有一定的心理准备。有些父母会因为孩子讨厌去医院就哄孩子说是去别的地方，把孩子骗到医院后再强行带去看病，这样做会失去孩子的信任，甚至造成孩子对其他人的普遍怀疑，孩子对医院的抗拒心理也会更强。

（3）找服务较好的医院

现在的医院也越来越人性化，有些医院为了消除孩子的恐惧感，会有专门的儿童娱乐设施，也会播放一些小孩子喜欢看的动画片。这在一定程度上能降低孩子的抗拒情绪。

如果能碰到一个态度和蔼的医生，孩子的情绪也会变好。有一次我带仔哥看病，遇到一位60多岁的老专家，刚开始仔哥很抗拒，老专家态度和蔼地拿着听诊器对他说："小朋友，奶奶用这个给你打个电话好不好？来，你要不要试试？"那次，仔哥特别配合，乖乖地就诊，没有半点哭闹。

（4）在家陪孩子做一些和医院有关的游戏

大多数孩子不喜欢去医院是因为对陌生环境的害怕，冰冷的听诊器、注射器等都会让孩子产生恐惧。妈妈可以陪孩子玩一些与医院有关的游戏，比如一套模拟的医院玩具，常常与孩子扮医生或病人，让孩子了解各种设备的具体用法，当孩子看到真实的医院用具时，就不会感到害怕了。

给孩子喂药，也要讲究方法

当孩子生病时，还有一件让妈妈头疼的事情，就是给孩子喂药。必须吃药的孩子和必须喂药的妈妈一样痛苦。2岁以前不肯吃药的孩子很多，他们认识不到吃药的必要性，大多会抗拒，把药吐出来或大哭大闹。2岁以后，他们才会慢慢懂得，药虽然不好吃，但只有尽快吃了，自己的病才能好，妈妈才喜欢。

虽然现在有专门的喂药器，让孩子吃药变得容易得多，但给孩子喂药依然是一场战争。给仔哥喂药，我就没少吃过苦头。有时候为了让他吃药，需要全家总动员，一个人拿着药瓶，另一个人抱着孩子给他喂。即便如此，仔哥还是常常把好不容易喂进去的药全部吐出来。

对于体弱多病的孩子来说，喂药是最影响孩子和妈妈关系的事情了。如果妈妈希望喂药容易些，就不能简单地认为"孩子当然不爱吃药"，而要用心去了解孩子不爱吃药的具体原因。有些孩子是讨厌药的味道，妈妈可以给孩子一些他喜欢的食物搭配药一起吃，孩子的接受程度往往高得多。如果孩子是因为讨厌药的颜色而抗拒，可以给孩子换一种他喜欢的颜色。现在儿童用药的设计也讲究得多，会有孩子喜欢的草莓、橘子等味道和颜色，这也让喂药变得容易起来。不要因为吃药和孩子发生正面冲突，而是要尝试了解孩子的喜好，找一找大人和孩子都更容易实施和接受的方法。

如果孩子没来由的拒绝吃药，那就更应该快刀斩乱麻，用最快的速度帮助孩子尽快把药吃完。孩子服药后如果又吐出来，家长千万不能发火，否则孩子更不要吃了。可以多备一些药，一旦孩子吐了，可以哄他再吃一点。

 工作在右

休完产假再回到工作岗位，总是有一点力不从心。虽然自己很努力，但工作效率却极为低下，有时候老板刚刚交代的事，转头就忘了。很多时候，一边工作一边还要惦记家里嗷嗷待哺的孩子。有些妈妈为了让孩子喝到母乳，每天背着一大堆吸奶用品到办公室，找一个能安全挤奶的地方也不是件容易的事情。如果妈妈经常出差，还要面临与宝宝分离的内疚与痛苦，而宝宝生病的时候，则是妈妈最痛苦最难过的时候……这一阶段的妈妈要承担起双重角色的考验，一味的内疚和痛苦是解决不了问题的。妈妈们要在安顿好宝宝的同时，投入到工作中去，为做一个乐观、能干的妈妈而努力！

1. 我是快乐"背奶族"

产假过后，琳琳又要回去上班了。为了宝宝的营养，琳琳每天带一个小冰箱、冰包、吸奶器、两个奶瓶、一打储奶袋等物品到单位，利用工作间隙吸奶、冷藏、保存好，晚上将母乳背回家给宝宝当第二天的"口粮"。每天要琢磨如何顺利挤奶和储存。最让她痛苦的并不是每日上下班多出来的这些装备，而是单位没有合适的地方让她放心挤奶。"在办公室那么多人很尴尬，只能去厕所挤，但总觉得在厕所奶水会受到污染……"

做个快乐"背奶族"

对于许多坚持母乳喂养的妈妈来说，产假结束后既要上班又要保持喂母乳是一件痛并快乐着的事。相对奶粉来说，母乳确实安全营养得多，任何奶粉都比不上母乳的营养，在奶粉事件层出不穷的今天，坚持母乳喂养的妈妈也不用担心母乳的安全问题，更不用担心宝宝不适应奶粉而引发腹泻、上火等问题。从经济角度来说，上班"背奶"也经济得多，毕竟一罐奶粉的价格不菲，长期下来，是一大笔开销。有些妈妈则担心用吸奶器会导致母乳越来越少，但无数妈妈的经验表明：只要方法得当，奶水量还是有保障的。

上下班"背奶"虽然要带一大堆设备，但对于妈妈来说这些都不是问题。与琳琳一样，到哪里去吸奶才是最让妈妈们尴尬的问题。大多数办公室都没有专门的哺乳室，很多妈妈只能无奈地去厕所吸，但这又会让妈妈担心奶水受到污染。如果实在担心，可以与领导商量，在会议室或储藏室不使用的时候尽量去这些地方吸奶。

有时候上下班随身携带小冰箱实在太辛苦，为了省力，那些公司有冰箱的妈妈们会直接把挤好的奶水储存在公司的冰箱里。这样自己是方便了，但是也会引发一些同事的尴尬。如果是有孩子的同事还好，大家基本都能给予理解和支持，对于那些单身来说，有些人就会觉得尴尬。如果妈妈要把奶存放在公司的冰箱里，最好与同事打个招呼，虽然妈妈觉得这是理直气壮的事情，但从同事关系的长远维护来讲，还是请求大家的支持与谅解比较好。

背奶也需要逐步适应

妈妈上班前 1~2 周，就要开始给宝宝和自己打心理"预防针"。最好根据妈妈上班后的作息时间，调整、安排好宝宝的哺乳时间，让宝宝逐步适应。如果工作地点离家比较近，可以在上班前喂完孩子再出门，利用午休时间回家再喂一次，下班回家后再喂，加上夜间的几次喂奶，基本上就能满足宝宝的需要；如果离家比较远，就需要利用吸奶器等事先将母乳挤出来储存好，白天请家人代喂 1~2 次，晚上回到家再喂。

妈妈在产假期间最好就开始挤出一些母乳储存备用，将挤出的母乳装至容器内冷冻或冷藏保存。这样万一上班后挤出来的母乳不够吃，也有存粮，宝宝不会饿肚子。

2. 自我接纳，重新适应职场节奏

小丽在生产完回到职场后，一心想为宝宝赚更多奶粉钱，所以工作非常努力。但她发现虽然还是和原来一样做同样的事情，但是工作的效率却大不如以前了，有些力不从心。有时同事交代的事情也会忘记，为此小丽苦恼不已，心情也变得焦躁不安。跟生育过的妈妈聊过之后才发现，原来不只她有这样的变化，很多职场新妈妈都是如此，回到起跑线重新出发，状态却不如从前了。

从职场白领到职场妈妈

当我还没有孩子的时候，我经常会想的问题是：今天晚上跟朋友去哪里放松？晚上出去吃火锅吗？同事新买的智能手机很好玩，我是不是要买呢？领导说任务完成了就有奖金，这个月还有多少没完成的工作任务……

其实大多数职场白领更关注的是当下的享受和今后的职业发展，简言之，就是一边拼命工作，一边尽情享受。相对职场妈妈而言，职场白领拥有一种更自由的生活状态。但一旦做了妈妈之后才发现，情况完全不一样了，女性母爱的能量促使她们对孩子的关注度远高于其他。晚上一下班就急着往家赶，因为还有个嗷嗷待哺的宝宝在家等着你。

在做妈妈之前，我很难理解那些因为孩子而放弃自己生活的妈妈们。我喜欢热闹，喜欢和朋友们经常聚在一起吃个饭，唱唱歌。我以为，我绝对不会因为照顾孩子而完全失去自我。当我自己做了妈妈之后，我才知道，在妈妈与自我之间，有时候真的很难协调。一旦成为妈妈，就会自觉地承担许多责任。即使上班很辛苦，下班之后却急匆匆地想要以最快的速度冲到孩子身边。

工作家里两头忙的日子辛苦而忙碌，尤其刚刚休完产假回来，真的很难集中精力应对工作。有时候，即使静下心来，也发现自己头脑好像变笨了，工作做得没原来顺手了，经常出错。那个时候我很纳闷，不知道自己究竟是怎么了。我完全不能接受现在的笨手笨脚，内心着急又自责。

可能也基于这样一些想法和偏高的自我要求，遇到一些小事也会让我觉得心里窝火，直到有一次我又出错了，上司找我谈话，提醒我精力集中些。我觉得很委屈，因为我明明自己已经很用心很努力了，想来想去，我把这一切的原因归结为可能夜里起来给宝宝喂奶太累了，没有休息好。所以回去之后和老公商量，晚上轮番起来喂宝宝，老公也很理解，但经过这样的调整后我发现情况并没有很大的改观。

在我焦虑不已时，我的一位同事看出了我的困惑，她热心地陪我聊天，告诉我这些都是很正常的。原来她曾经也是这样，生育前后有很多的变化，为了让我开心些，她还自我调侃地说，你看你虽然反应变慢了，但好歹还没像我这样变丑了，你看我脸上长了多少妊娠斑啊！在她的一番开导下我也笑了，心情放松了许多。

回到家后我查找了相关资料，我才发现，原来我真的不是个例，心里稍感安慰。在明白了这些之后我便不再强迫自己非要达到某个标准了，内心对自己宽容了许多，既然每个女人在生育前后多少都会经历这样那样的变化，那我又怎么能逃避得了呢？当我这样想的时候，我已经在慢慢学习着接受目前的状态了，也知道这些都是正常的，并不需要大惊小怪，过分敏感。在平静安稳的心态下，虽然我做事还是慢半拍，但出错的次数却减少了，这样的转变让我的自信逐渐恢复起来。

重回职场，妈妈不可不知的四个变化

（1）身体机能的变化

职场妈妈在生育完后半年内，她们的认知功能基本都会下降，也就是俗称的变笨了。她们对自己和环境的确定、感知、理解、判断，乃至完成复杂的数学计算、逻辑推理等都会不如以前，这些都跟人体的激素水平的变化密切相关。但这种影响通常会在半年后就消失，所以职场妈妈对于身体上的这些变化要抱着顺其自然的心态，保持良好的心情，相信对你更快地恢复有益无害。

（2）心理状态的变化

职场妈妈在重新回到岗位后，很大一部分精力会被宝宝分走，白天会想他，晚上会起来喂奶等，这些都会让妈妈们比之前更累。所以头一两年妈妈很辛苦，压力也很大，心理上比之前会更加焦躁不安，这些都有可能会影响到你在职场上的人际关系。所以当职场妈妈的情绪变差的时候，尽量避免和上司或同事的不良沟通氛围，不妨短暂地到休息区休息一下，看看外面的风景，练习深呼吸，这些都能及时缓解不良情绪。遇到困难不要一味抱怨，要学会调整心态，可以经常和好友沟通，结交一些职场妈妈做朋友，互相交流、鼓励。另外，不妨多留些时间给自己，等宝贝睡觉了，舒心地享受一个热水浴，或听听音乐，看一些自己喜欢的文艺片，读一本能放松心情的书，这些对心情都会有调节和帮助的。其实，只要你想改变，总能找到适合你的方式。

（3）面容体态的变化

很多年轻的职场妈妈在生育后发现自己的容貌发生了变化，不仅面部出现了黑褐色的斑点或斑块，而且腹部、乳房、大腿等部位亦相继出现色素沉着和妊娠纹。这些对于自己之前树立的良好的职业形象都会是不小的打击，很容易让职场妈妈们丧失信心。其实这些变化都跟孕妇的激素分泌水平密切相关，而且跟个人体质也有很大关系，所以爱美的职场妈妈们一定要更加注重自己平时的生活习惯，多了解养生方面的知识，最大限度地避免这些改变发生。

另一方面职场妈妈也不要一味地苛求自己的外表，良好的外在形象虽然能给你的职场形象加分，但最实质的还是本身拥有良好的素养和丰富的内涵，所以自我充实才是长久立足职场的根本法宝。

（4）自我要求的改变

一部分妈妈在生育后因为压力、责任倍增，所以对工作更加上心，也因此受到重用，或者由于压力过重，虽然仍然努力但工作的效果却不尽如人意。也有一部分妈妈在生育后把自己定义为"弱势群体"，希望得到上司、客户的体恤和照顾，也因此放慢了适应职场的脚步。不管是自我要求更高了还是更低了，职场妈妈一定不要忘记时不时地反省自己，要意识到自我要求的这种改变，抽时间自我学习和调整，对自我的要求尽量调整在一个平稳正常的状态，过高或过低对妈妈们适应职场的节奏都会造成不良影响，稳步前进才是最佳的。

在各种转变中，职场妈妈们一定要学会自我接纳，正视这些改变，并且要更多地看到积极的一面。很多调查也表明，生育完的女性在工作上更加稳重，待人也更加宽厚温柔，也许这些都要归功于宝宝的到来吧！是他促使了职场妈妈逐渐走向成熟。所以职场妈妈只要正确对待这些变化，那么相信职场妈妈一定可以重振旗鼓，重新迎来职场上的春天。

3. 重新取得领导的信任

莉莉休完产假回到职场后，本来信心满满地觉得自己各方面都已经准备好了，但老板总是给她安排一些琐碎的事务处理，一些重要的设计工作并不让她碰，而是安排了别的人员。莉莉对于老板这样的安排非常不解，觉得老板根本不相信她。

对老板的顾虑要表示理解

有家外企 HR 在招聘时，招进了一位从各方面来看都品学兼优的女孩。但上班不久这个女孩就怀孕了，生完孩子回来后状态一直游离在职场外。这让 HR 和老板在后来的招聘中都多了很多顾忌和考虑。

所以说，对于刚返回职场的妈妈们，也完全可以对老板多一分理解，因为他在过往的职员当中，很可能经历了生育后表现不良的员工，于是他对你生育后的职场表现并不会太乐观，这也是人之常情。

而且这样的判断可能还不仅仅是基于过去生育的员工给他留下的不良印象，职场妈妈在回到职场后，情绪、精力难以避免地被孩子牵扯，这是谁都想得到的，更何况是精明的老板呢？所以，老板对你不信任也是可以理解的。

与老板沟通，求得支持与谅解

职场妈妈们如果遇到老板的不信任，也不必太恼火。最关键的就是和老板真诚沟通，拿出实际的行动才是打消老板顾虑的最好办法。我的一位朋友就是最好的范例，她在生育完后慢慢地调整到了一个比较良好的状态，虽然刚开始还有些吃力，但对于工作很负责任，虽然老板刚开始有担心，但看到她的努力后反而更加认可她，觉得这样的职员很难得。于是，她很快就得到了提升。如果实在没有能力兼顾工作，也可以与老板商量，先把自己调到相对轻松一点的岗位，等孩子大一点后再调换。

4. 承担起双重角色的考验

阿梅的儿子现在已经一岁半了，作为一个既要工作又要照顾孩子的新妈妈，阿梅感觉非常辛苦。"白天是孩子的奶奶帮忙带，晚上下班后都是我自己带，吃饭、喝水、洗澡、睡觉……一连串的事情累得我每天都想趴下了。但是没办法，第二天仍然要早早地起床，帮儿子穿衣、洗脸、吃早餐，然后急急忙忙赶去上班。自己真的是没闲下来过！"阿梅深深地体会到了古语"养儿方知父母恩"的含义，却也常常觉得累得吃不消。

职场妈妈——双重角色的考验

如果说工作和孩子一定要做二选一的选择的话，相信绝大多数妈妈都会偏向孩子，这也是我的选择。但这并不代表我觉得工作就不重要了。在仔哥出世后，我深切地明白了女人在职场拼搏的信念支撑，除了自我价值的实现外，还希望凭着自己的能力给孩子一个稳定富足的成长环境，因此我也期盼事业稳定地向上发展。人人都说母爱伟大，就是因为母亲这份无私付出的心。但另一方面呢，仔哥还小，所以难以避免的牵扯到了我的很多精力。常常听专家说小孩儿的味觉、咀嚼、语言、情感、视觉、动作等发育的敏感期都会在1岁左右完成，对于这些我也不敢懈怠，一下班就回去陪着仔哥，哪怕是听着他咿咿呀呀的"儿语"也觉得很动听。现在想来，多给孩子一些陪伴、关注、抚摸、回应，对他的发育确实是有好处的。和生育前相比，我感觉更累了，心思过多地放在孩子身上，工作方面却马虎了，工作一忙起来呢，又有点顾不上孩子。

其实在处理两者关系的时候，妈妈们的思维不妨再放开一点，首先不要把孩子和工作看成是完全对立的，否则，妈妈们一边是在因为没有太多时间陪宝宝而愧疚，另一边又在因为孩子分心而影响了工作而自责，这样顾此失彼的患得患失情绪会让妈妈们两边都不讨好。妈妈们不妨这样想：最好的爱未必是24小时的寸步不离，在下班时间内更用心地对待和孩子相处的每一秒，也同样能让孩子感受到你的爱。况且你的工作不仅能体现你的价值，而且能帮助孩子接受更好的教育，有更好的生长环境，这样不好吗？同时在孩子日益成长的过程中，你积极地面对工作和家庭，这样一个坚强、独立的妈妈也无形之中为孩子的成长竖立了一个好的榜样！

职场妈妈要处理好工作与孩子的关系

（1）请家人和你一起分担

建立你的支持系统（老公、父母、保姆等）。职场妈妈们由于承担双重角色，所以总有分不开身的时候。但职场妈妈们也不是孤军奋战，家也像一个团队，需要配合并且共同作战。职场妈妈在孩子的事务上不要大包大揽，孩子是你和老公爱的结晶，是婆婆的心肝儿，在他们的时间允许情况下，尽量让他们和你一起分担。虽然你爱孩子，但也要学会给自己留一点时间。

（2）尽量在上班时间把工作处理完

心理学家研究显示，习惯将工作带回家的人，无论是他的心理还是生理，都较一般人容易疲惫，情绪也容易变得暴躁。此时，若是小孩或者家人来打搅，很容易产生摩擦。久而久之，便会影响到家庭的温馨和和睦。那么我们应如何避免这种情况的发生呢？

每天一上班就把工作事务按主次顺序罗列出来，先处理重要紧急的事务。将每天的工作分为几个时间段，计划好每个时间段要完成哪些任务，如何完成，计划要有可操作性，并且严格执行。

工作要有较高的质量和效率。工作期间尽量减少闲聊，或打私人电话，我们没有时间抱怨、消极、怠工，只有集中精力做事，全心投入才能做到面对工作攻无不克、战无不胜、所向披靡。如果质量和效率不能保证，往往就无法按时达成工作目标。在一天不佳的表现后，往往又不得不把工作带回家，这对孩子、对工作其实都是不利的。

当然，如果工作特别烦琐，无奈的情况下，妈妈也可以与老板商量把工作带回家，但要等孩子睡着后再处理工作。妈妈回家还是要尽量暂时把工作丢开，全心全意地陪伴孩子。

5. 经常出差怎么办

淘淘4个月的时候我就回来上班了，今年压力还蛮大的。9月份要出差十天左右，这趟出去得拜访几个重要客户。可那时宝宝才7个月，公司说你自己考虑考虑，头疼！出去十天首先不敢想象孩子见不着妈会怎样，有没有什么好建议？

如果条件允许，带上孩子

如今的家庭基本都是双职工，因而越来越多的年轻父母需要面对这样的问题——一方或双方经常出差，要很长一段时间看不到孩子，且不说对孩子的影响，妈妈自己也难以承受。

在仔哥8个多月的时候，有一次因为工作需要，我要出差一个星期。当时，我也曾与领导、同事协商，希望能换个人选。但那段时间恰巧每个人手里都有很多事。当时我很纠结，仔哥正是分离焦虑期，每天早上与我分开都要哭个稀里哗啦，更不要说分开一个星期了，我真不敢想象那将是怎样的场景。而且那个时候我还没有给仔哥断奶，我害怕因为出差，没办法吸奶而导致母乳停止。

看我焦虑的样子，婆婆主动提议：要不我和孩子跟你一起去！我从来没考虑过这个办法，我觉得带一个孩子出门太不方便了！何况要老人跟着我一起折腾，也不好意思。

思虑良久，发现除此之外也确实找不到更好的办法，于是我和婆婆大包小包带着孩子出门了。刚开始我挺担心的，害怕孩子坐飞机会哭闹，担心他水土不服，更担心老人一路奔波，身体受不了。不过令人庆幸的是，几乎没有任何折腾，顺利度过了出差那几天。我去办事，就带上他们，提前在附近找好地方把他们安顿好，然后再安安心心地去谈事。这样不仅没有影响工作，反而还提升了工作效率。有一次，我在一个咖啡馆采访，当时就把婆婆和孩子安顿在旁边。那个采访对象不太配合，原本我已经放弃希望了，她从洗手间出来看我逗儿子，就问这是谁的孩子。我跟她解释后，她惊讶地说我为了工作居然把这么小的宝宝带在身边，感动之余欣然接受了采访。

这让我发现，只要积极面对，就能克服任何困难。后来，如果短时间出差，我尽量一天之内赶回来，如果需要长时间出差，我都带着婆婆和仔哥一同出去。当然，这一切的前提就是宝宝是健康的。

把出差看成另一种人生历练

一般来说，我建议妈妈们在宝宝2岁前以照顾孩子为主。但既然工作不可或缺，既然工作要求出差，那就只能随机应变。

（1）在力所能及的情况下带上孩子

有些妈妈认为带上孩子出差会为自己增加负担，其实在出差的过程中享受家庭的温暖也是另一种历练。这往往会让妈妈更自信。而且带上宝宝也未必是为自己增加负担，有时候也会让自己出差更轻松。

（2）哺乳妈妈要准备好吸奶器

对于孩子哺乳期的妈妈来说，最大的担心莫过于因为出差时不规律的生活导致奶水不足。母乳如果长时间涨满又不能吸出，就会回奶，时间久了，还可能导致母乳分泌停滞。妈妈们如果一定要出差，就要带好吸奶及消毒用品。

6. 妈妈也需要充充电

萧萧从事的工作跟她所学的专业对口，她很庆幸，在职场上也一直比较顺利，并没有走多少弯路。突然觉得不适应是在她从业五年的时候，那时候刚有了孩子，半年后回去上班，公司在设计理念上有了很多新的变革，她发现自己很多都不懂了，反而是那些新同事干得红红火火。萧萧很着急却不知道问题出在了哪里，难道真的是自己落伍了吗？

唯一不变的是变化

大多数人在工作一段时间后，慢慢会发现自己变得懒惰了，因为工作内容、环境都慢慢变得很熟悉了，有那种"一切尽在掌握"的信心，所以反而没有了初入职场的那种学习欲望和冲劲儿。但身在职场，唯一不变的就是变化，职场妈妈怎能松懈？

职场妈妈通常都已经在职场摸爬滚打过几年，有一定的社会经验和工作经验，但思维守旧、知识结构老化、缺乏工作激情等也是阻碍职场妈妈发展的一个拦路虎。职场妈妈在回到职场后，面对职场专业信息日新月异的变化、年轻人的竞争等都会感觉到有压力，所以很多职场妈妈在孩子稍微大一些的时候，也开始对充电这件事蠢蠢欲动了。

对于充电这件事，我自己也有一些感触。在生完孩子后，突然有一段时间我对心理学特别感兴趣，想想在这方面拿个文凭也挺好，于是查了相关资料后下定决心去报了个自考。因为觉得自考的学习时间自由，而且成本低，除了书本费和考试费，基本不会有额外的费用产生，结果兴冲冲地报名后买了两本书，到现在都还没看完。自考的计划就此算是失败了！

其实我相信很多妈妈都会跟我一样，对自己的需求并不完全了解，或者是方式方法不对，心血来潮似的充电计划都有可能半途而废。既浪费了钱又浪费了精力，而且达不到预期的效果。

职场妈妈的"软件"更新

（1）准确定位，有的放矢

如果是像我一样，对某方面突然感兴趣了，但没有考察它跟职业的联系，也没想过未来是否会从事这方面的工作，这样的充电，多少都带有一些盲目性。

所以在充电之前，必须要对自己有一个准确的定位，是继续做好现在的专业，还是想向管理方面发展，总之，在职场上，你必须有一个实际的目标。只有这个目标明确了，你才能围绕这个目标去设计你的充电内容。

（2）充电的途径

充电也有许多方法与学问，你可以向身边人学习。正所谓"三人行必有我师"，不管你资格多老、经验有多丰富，职场妈妈们都要保持谦虚的态度，向身边的人学习。学会发现别人身上的闪光点，说不定这正是你缺乏的，所以需要真心地和同事沟通。充电并不仅仅是坐在某个课堂里，或者拿个什么资格证那么简单，更重要的是留心身边的点滴，随时充电学习。

你也可以参加一些专业的培训。在培训之前一定要清楚自己想补充哪一方面的知识，也就是我们之前提到的，给自己准确的定位。了解清楚自己的需求后，再查查哪些机构有这方面的培训课程，因为现在培训机构也是鱼龙混杂，所以在选择的时候要摸清楚培训机构的实力、背景等，不要轻信广告上夸大其词的宣传，选择一个正规的培训机构才能有保障。

现在互联网很发达，利用网络这个平台也可以学到许多知识。你可以经常登录去看看与你所从事专业相关的网站和论坛，也可以登录一些有名的论坛，学习一些相关的知识。这两年在网络上也流行很多的公共课，国外的、国内的都有，这部分资源都是免费的，妈妈好好利用这个网络平台也是不错的选择。

（3）保持终身学习的理念

职场生涯本身就是一个不断学习、不断实践、不断自我突破的过程，如果不及时充电，很有可能在下一次的改革或在新生力量的加入中，你就被淘汰了。俗话说"活到老，学到老"，所以职场妈妈们一定要确立一个终身学习的理念，随时向自己的身体里补充新鲜的血液。

但不管职场妈妈们选择哪种方式给自己充电，一定要有自我的思考和自我的领悟能力。从小到大我们都要从书本上汲取知识，很多人非常注重学习，各种文凭、证书拿了不少，但生活中太缺乏自我的、创新的东西。学习后有了自己的认知、思想，这才是学习的目的。

 好妈妈必修课堂

> 　　没有办法全心全意地照顾孩子，这让妈妈内疚不已。除了要应对孩子和工作中的种种突发状况，家庭中的摩擦也让妈妈们揪心，孩子与奶奶更亲密、丈夫对自己漠不关心都会点燃家庭矛盾的导火索……建议妈妈们戒骄戒躁，尽量不要把坏情绪带回家，尝试着建立和谐的亲子关系和家庭关系。

1. 孩子不论谁带，亲子关系最重要

孩子快2岁了，从小都是奶奶带大的，晚上也是跟着奶奶睡，现在孩子跟奶奶比跟我亲，有时候我和奶奶起冲突的时候，孩子还会说："妈妈，你说奶奶我就不理你！"搞得我很郁闷。自己生了孩子，孩子却和奶奶亲，我这个当妈的是不是特别失败？我应该怎么做才能够让孩子跟我亲呢？

无奈之举——把孩子托付给别人

在孩子出生 4 个月后，妈妈却因为产假结束需要重新回去工作了，不能再 24 小时地照顾孩子，不得不将孩子托付给外公外婆、爷爷奶奶或者保姆。

只要妈妈正确安排好工作与孩子，就不用担心孩子与其他人的关系比自己好。因为我是湖南人，父母离得远，而公公婆婆又有自己的事业，从怀孕时开始，我就与老公商量好，孩子出生后，请一个阿姨帮忙照顾。每天我在单位集中精力处理事情，回家后，孩子主要还是自己带。刚开始老公还担心我这样会太累，但看我态度很坚决，也只能无奈同意。

从孩子出生开始，孩子的吃喝拉撒睡主要都是我自己应对，阿姨帮忙打下手。上班后，只要我在家，带孩子的责任主要还是我自己承担，喂奶、洗澡，给孩子做抚触，晚上哄孩子入眠。有时候，工作忙起来，要照顾孩子又要兼顾工作，我只能申请把工作带回家，全心全意地陪伴孩子，等孩子睡着后，再努力赶稿。现在回想起来，这样的日子虽然很辛苦，但也很值得。虽然仔哥有时候也会黏着阿姨，但他与我的关系还是最亲密的。

有很多妈妈因为工作累，把孩子托付给别人抚养，有些妈妈还会让爷爷奶奶把孩子接回老家。不要让孩子很长一段时间看不到妈妈，妈妈即使再辛苦，也要咬牙把这一段时间坚持过去，避免平时把孩子托付给爷爷奶奶或外公外婆，只在周末接回来和妈妈团聚，或者一个月甚至更长时间才接一次。如果孩子长时间离开妈妈，对孩子的心灵伤害非常大，将会对孩子的一生产生深远影响，他会认为这个世界是令人不安的，会经常哭泣、要人哄劝，并逐渐变成性格乖僻的孩子。这样的孩子长大以后，很可能形成多疑、胆小、没有安全感的性格，也可能特别具有攻击性。

3 岁前，孩子是最需要妈妈陪伴的，妈妈即使要投身工作，也尽量能够保证每天都能与孩子相处。相处的时间不需要很长，30 分钟、一个小时都可以，重要的是妈妈能够放下手头所有的事情，全心全意地陪在孩子身边，让孩子感受到妈妈的关爱。如果有条件，妈妈最好每天晚上都设定一个亲子时间，陪孩子做游戏，给孩子讲故事，或者陪孩子睡觉等，这些亲子活动都有利于建立亲子依恋。

即使孩子对其他抚养人的态度比妈妈更亲热，妈妈也大可不必生气，反而应该高兴，这恰好说明主要抚养人能够很好地照顾孩子。如果妈妈一出现，孩子就跑过来找妈妈而不想回到主要抚养人的身边，这就说明主要抚养人没有给孩子提供足够安定的养育环境，很难与孩子建立稳定的依恋关系。

更换抚养人，请你跟我这样做

（1）认真挑选抚养人

如果要更换抚养人，最好的人选是外公外婆或爷爷奶奶。当然，父母也要认真考虑他们是否有足够的能力、精力来带好孩子，要注意老人的育儿理念是不是科学，能否和自己的育儿理念保持一致，并要事先想好，如果彼此的教养观出现问题怎么办。

如果双方老人都没有精力抚养孩子，妈妈就可以请一个育婴师来照顾孩子。考察她是否具有正式从业资格、健康状况如何、育儿经验是否丰富，遇到类似孩子突然生病这样的情况会怎样处理。还有，育婴师是否住家，如果不住家，与自己家的往返距离等，方方面面的情况和细节都要详细考察。

许多父母把孩子送回老家的原因是担心找不到让人放心的保姆，要找到一个十全十美的保姆确实很难，但这并不等于保姆都是不负责任的。我的许多朋友上班后，都是请保姆照顾孩子，大多数孩子都被照顾得很好。人与人的交往是交心，自己先照顾好保姆，事事多为对方考虑，她自然也会全心全意照顾你的孩子。

抚养人一旦选定，就不要轻易更换，尤其在孩子3岁以前。频繁地更换抚养人也会对孩子的性格塑造带来负面影响。

（2）给孩子熟悉对方的时间

给孩子充分的时间，让他熟悉接替的抚养人。最好在产假结束前一个月，就开始让孩子接触，妈妈每天和这个抚养人一起，和孩子待上几个小时。陪着孩子慢慢熟悉新的抚养人，建立和新抚养人直接的依恋关系。如果不这样做，孩子突然面对新的抚养人，肯定会感到压力。如果孩子实在无法适应新的抚养人，妈妈就要考虑做出一定牺牲，继续照顾孩子。

（3）积极参与到育儿当中来

即使工作繁忙，把孩子交给其他人照顾，妈妈也不要忘了自己的责任，要主动参与到育儿中来。美国一位心理学家调查发现，只要妈妈能理解孩子、解决孩子的"困难"、满足孩子的要求，孩子就会对妈妈最亲。如果妈妈能够提高亲子沟通的质量，在有效的时间内满足孩子的精神需求（当然不是一味的溺爱），也一样可以让孩子和妈妈最亲。如果妈妈自己什么都不做，却一味地责怪孩子与自己不亲，这对孩子或是其他抚养人都是不公平的。

（4）通过情感表达促进依恋关系

对孩子的爱要表达出来，孩子才会知道。无论你有多么爱自己的孩子，如果不表现出来，孩子也是不知道的。为了建立良好的依恋关系，妈妈要善于通过情感表达，让孩子充分地体会到妈妈的关爱。对于年幼的孩子来说，再多的情感表达也是不过分的。妈妈可以通过语言和肢体动作两种方式传递情感，可以直接告诉孩子："妈妈很爱你！""不管你做了什么，妈妈永远都喜欢你！""你真是我的好孩子！"也可以与孩子进行肢体接触，用搂抱、抚摸、亲吻、贴脸、游戏中的身体接触等，让孩子感受到妈妈与自己是一体的。

（5）与其他抚养人站在同一战线

当妈妈发现孩子与其他人特别亲的时候，首先就要端正态度，不要感到委屈和忧虑，要以更加乐观、感恩的态度与其他抚养人站在同一战线上。他们帮忙带孩子，是当妈妈的最大幸福，妈妈要努力配合，这样，其他抚养人也愿意有意无意地多提到妈妈，让孩子对妈妈慢慢建立起依恋感。

如果妈妈一定要争个谁高谁下，这无疑是鸡蛋碰石头，因为这时候的孩子，最需要的就是那个每天在照顾他、关心他的人。如果妈妈一直很少照顾孩子，在孩子心目中的地位是很难建立起来的。

2. 孩子面前，不应有"硝烟"

最近朵朵心情极为郁闷，胸中仿佛有头没有出路的猛兽，她努力控制着不把这股情绪发泄出来。老公心情也极为不爽，情绪压抑也有一段时日了。

彼此之间谁也不想向对方主动示好，这一场战争在这里等待很久了。

那天，因为看到地上有一片小纸片，没有多想什么，朵朵忍不住发起火来，两个人就开始针锋相对，从含沙射影到专戳对方的伤痛，声浪一潮高过一潮。等吵完，想去卧室独自待一会儿，才发现1岁半的女儿坐在床上，手里握着她的笔，面前放着一本书，眼里水汪汪的，眼泪随时都有溃堤之势。

父母吵架是世界上最恐怖的电影

俗话说，世上没有不吵架的夫妻。夫妻间发生矛盾是很正常的事，我们在成长的过程中，或多或少总是见过父母吵架，个别情况下父母的争吵还会给自己的心灵带来伤害。当时我们可能暗下决心，以后如果我与爱人有矛盾，一定不让孩子看见。可是当我们自己也为人父母之后，童年时的伤痛和决心早已成为过眼云烟。

夫妻间的矛盾很容易释怀，但因此给孩子造成的心理阴影，却是无法用话语来轻易消减的。孩子会以为这一切的战争都是他引的，是自己做得不够好才出现这样的问题。会由此认为自己是不可爱的，不值得爱的，是丑陋的，被别人嫌恶的。

有些孩子还会模仿父母的行为，许多具有攻击性的孩子就是看到父母吵架而学会用争吵或动手解决问题的，他们误以为吵架是大人解决问题的一种方式，然后很自然地去学习、模仿父母的行为方式。

有些孩子则会因为父母的争吵而变得不知所措，感到恐怖与不安。有一次，我和老公因为一些鸡毛蒜皮的事争起来，两人越说越生气，越说越大声，情绪都很激动，仔哥被吓得大哭起来。过了几天，我们俩说话的声音稍微高一点，孩子也会受到惊吓。

这次之后，我们认识到夫妻吵架对孩子的心灵伤害非常大，彼此下定决心，有任何争端都不在孩子面前发脾气。

父母在孩子面前吵架，是孩子看到的最恐怖的电影。他们的身体也会因此出现变化，出现脉搏加快、呼吸急促、肌肉紧张、出虚汗等症状，孩子看到父母吵架的样子，更会以为发生了天大的事情，惊慌得不知所措。他们会想，是不是我做错了什么？爸爸、妈妈吵架后会不会离开我？经常看到父母吵架的孩子，因为他还无法区分争吵时发出的高音和平时说话时的高音有什么不同，平时爸爸妈妈说话声音一旦稍微高些，也会受到惊吓。

因此，绝对不能在孩子面前吵架，夫妻间的问题只能夫妻两人私下解决，这才是最理智的做法。

如果实在有矛盾怎么办

牙齿和舌头还会经常碰到，夫妻之间不吵架是不现实的。如果把对对方的不满藏在心中，不把这股能量释放，彼此的不满就会加深，长此以往，夫妻关系还会出现裂痕。偶尔的争吵能够促进夫妻关系的健康发展。如何既不伤害孩子，又能发泄不满呢？你可以试试下面的方法。

（1）选择孩子看不到的地方

当彼此矛盾很深的时候，可以相互约定一个时间，在一个相对安全，孩子看不到的地方去发泄不满。经过一段时间的沉淀，可能彼此情绪也会冷静一点，反而更有利于解决问题。

（2）争吵后，别马上面对孩子

争吵结束后，情绪往往不能马上平复。这时候直接面对孩子，会不知不觉地拿孩子撒气。如果自己的情绪无法保证，最好在争吵结束后过一段时间再面对孩子。

（3）如果被孩子看到，应该立刻安抚

有时候怒气出现时，情绪无论如何也控制不了，如果夫妻吵架的情形不小心被孩子看到，大家就要立刻停止争吵，及时安抚孩子。最好把他抱到怀里，告诉他，爸爸妈妈只是在讨论问题，说话声音大了一点，没有吵架，把对孩子的伤害降到最低。

3. 向孩子表达情绪的原则和方法

一位朋友告诉我，她总是忍不住喜欢朝孩子发脾气。有一天，她在改试卷，孩子看见她手里的红笔就过来抢，她给了孩子一支，但孩子又过来抢她手里的，抢到手还把笔往地上扔。朋友特别生气，忍不住打了孩子一巴掌。

那以后只要脾气一上来，就不由自主地会动手。她非常自责，既对自己不满，又觉得对不起孩子。可孩子如果再惹自己生气的话，她还是担心自己会重蹈覆辙。

控制不住脾气怎么办

带孩子的确是一件辛苦的事情。虽然抚养孩子意义重大，可压力也不小。在抚养孩子的过程中，我们常常会因为孩子的一些行为而生气。孩子从早到晚闹个不停，最开始还能好言相劝，但如果孩子不听，突然间就会觉得怒不可遏，大声呵斥孩子。如果孩子还是置若罔闻，就会忍不住动手打孩子。等打完，冷静下来，看着孩子流满泪水的小脸，又会忍不住自责起来。

面对不听话的孩子，是不是只有发泄怒气一种方式呢？不可否认，在愤怒中，人接受信息的通道会变得狭窄，对信息的理解也会变得偏执。怒上心头时，内心根本无法顾及对方只是一个孩子。因此，想要控制自己对孩子发脾气，就要先努力改变自己的教育观，不要等脾气上来时才想着如何补救。首先自己要想想发脾气真的能解决问题吗？除了让孩子感到害怕，还让孩子学到了什么？对待这个问题，是不是只有发脾气一种解决方法？其实很多妈妈冷静下来都会找到更好的解决方法。因此，在日常生活中，就要把这些方法贯穿到对孩子的教育中来，不要等到脾气发泄完后再后悔，而是在看到孩子的某些让你不满的行为时就要及时纠正。

有时候，大人发脾气的原因并不是孩子做错了什么，而是自己心情不佳。也许你刚刚和别人吵完架，也许工作上的千头万绪正让你无从理起，也许你刚刚被自己的父母数落了一通，无处发泄……在这样的情况下，孩子那些在平常也许不以为意的小毛病就成了导火索。如果是因为这样的原因而朝孩子发脾气，就更需要注意。孩子还不具备承受和克服困难的能力，大人的心理状态相对孩子而言更稳定，承受压力的能力也更强。大人一定要记住，教育才是批评孩子的目的，不能一味地发脾气，更不能把自己的情绪发泄在孩子身上。大声吓唬孩子，孩子不会因此不再犯同样的错误。为了让孩子认识到错误并主动改正，父母需要有智慧和耐心。

教育是批评的目的

育儿的确辛苦，压力也非常大，但这是非常重要的工作。因此，承担着育儿责任的妈妈要懂得调整情绪：

了解生气时自己身体和情绪变化，并进行自我控制。

一边数数，一边做深呼吸。在这个过程中，调整心情和思维。

找一个安静的地方，把自己的情绪发泄出来，你可以拿一个靠枕或垫子猛打一阵，也可以大声哭出来。这样既能让负面情绪发泄出来，又不会伤害到孩子。

情绪发泄后，把自己的感受告诉孩子，让孩子知道妈妈也是有情绪的。

如果自己的情绪实在无法控制，忍不住对孩子发火，有几个原则也必须坚持。

（1）事先提出预警，让孩子知道妈妈生气了。比如："我都快忍不住要发火了，你能赶快……""今天我心情不好，你最好别……"不要胡乱想象或推测，要客观地了解孩子不听话或做错事的原因。

（2）无论如何，你都要给自己设一个限：不要打孩子。这种因爱而罚的做法不见得有好效果，可副作用却不少。孩子不会感受到爱，体会到的是让自己疼痛的棍棒下的暴力。所以，不体罚应成为基本原则。

（3）发脾气后，要向孩子解释清楚，孩子的问题到底是什么，他该怎么做；有没有其他因素让你心情不好，等等。要通过行动让孩子感受到你的关心和爱护。

4. 上不上早教班，孩子说了算

圆圆今年两周岁了。妈妈前段时间花了很多钱，送他去了一个早教机构，孩子逐渐认识了一些字，并且学会了一些英文单词，看到儿子的进步，一家人都很开心。可是上了一个多月之后，妈妈发现孩子变得郁郁寡欢，问他话也想半天才说。对于圆圆这样的状况，父母觉得可能是孩子还没完全适应，但还是坚持让圆圆上，总不能让几万块钱打水漂了吧！

最好的早教，其实是发掘孩子的兴趣

为了不让孩子输在起跑线上，家长纷纷跟风选择早教。随着各种打着国外教育品牌、收费不菲的早教中心不断出现，很多父母再也坐不住了，似乎再迟一点行动就落后了。一定要让孩子走在别人前面！持这样心态的父母非常多。希望孩子好的想法终究是没错的，但一个早教班就可以许给孩子一个美好的未来吗？

其实早有专家说过，对3岁前的孩子来说，情感沟通比智力培养更重要！过度的开发孩子的智力、急功近利的早教一定是失败的。就像案例中的圆圆一样，孩子短期内虽然有进步，但他并不感到开心，而父母还坚持继续"早教"，不顾孩子的心理感受，孩子很受伤。但早教一定就不好吗？我想这是因人而异的，一定要遵循孩子的意愿来进行。如果孩子在早教班里很开心，课程和活动的安排孩子喜欢，也并不排斥老师，那么去上也无妨！但是，如果说孩子不愿意，但家长抱着望子成龙或望女成凤的心态逼孩子上早教班，那么无疑是违反孩子天性的。甚至还有的家长希望所交的这些钱不浪费，就拼命地要求孩子上课一定要认真，希望孩子上完一节课就能学到许多东西，却完全忽略了孩子的感受，这样的早教，无疑是在虐待孩子！所以，对待孩子上早教班这件事，父母要理性，不要既花了钱又伤了孩子！

而且，孩子的早期教育，不是一定要依靠某个机构，有一句话说得好：父母才是孩子最好的老师。如果作为父母的我们能够发掘出孩子的兴趣点，并且有意识地培养，这样的早期教育远远胜过盲目地去给孩子报早教班。这一点的认识也得益于我的侄子。小时候，他妈妈从来没刻意给他报学习班，但一次偶然的机会，他看到一段迈克尔·杰克逊跳舞的视频，他对此非常感兴趣，每天都会让妈妈打开电脑看。睡觉前，还经常对妈妈念念叨叨地说，我想看叔叔跳舞！就这样，他对舞蹈的兴趣一直延续至今，现在已经能跟着音乐自己跳，而且还跳得像模像样。所以说，千万不要低估孩子的天赋，不管是性格活泼的，还是安静的，每个孩子都有自己与众不同的地方，咱们做父母的，最重要的就是发掘孩子的兴趣点，然后针对孩子的特点去培养就可以了！但是父母们一定要注意的是，在宝宝 1 岁之前任何活动都不宜太多，千万不要让宝宝累着。

仔哥 3 岁前，我从来没有给他报过早教班，基本一切都是遵循他自己的意愿和喜好，因为仔哥爸爸喜欢读书，在这样的环境下，仔哥也爱上了阅读，而且这基本上成为了他每天必做的事情。我很欣慰，仔哥有了他钟爱的事情！

怎样发掘孩子的兴趣

孩子对什么感兴趣，一定是要在父母细心观察下才能发现的！有的孩子会表现得很明显，有的孩子则会比较内敛，比较慢热。不管孩子是属于哪一种类型，只要父母足够细心，就一定能找到孩子的兴趣点。但父母切记不要把自己的期望或喜好强加在孩子身上。

那么要挖掘孩子的兴趣点，父母可以从哪些方面做呢？

（1）给孩子创造一个宽松的环境

现在的社会信息发达，渠道畅通，孩子们接触的事物也变得更加宽泛。随着他接触的事物增多，父母就很容易发现，自家的宝宝对哪些事物感兴趣，哪些方面没兴趣，父母可据此给孩子提供一个宽松的环境，让孩子尽情去做自己感兴趣的事情。

（2）观察他的行为举止

只要父母留意，在日常生活中，就可以观察到每个孩子的性格都不一样，孩子的行为举止、喜好憎恶无时无刻不在向大人传递信息。他在与别人玩耍、交谈或在自己阅读、游戏时，你可以察觉出他虽不爱弹琴却喜欢绘画，虽没有耐心却有创意，虽不善言辞却很热心，据此你就能归纳出孩子的性格趋向或者说擅长的一面，从而有针对性地去诱导启发他。

（3）尊重并鼓励孩子发展他的兴趣

世界上没有两片完全相同的树叶，人也同样如此，正因为这种差异性，这个世界才丰富多彩。所以如果大人发现孩子某一方面的喜好，就一定要给予鼓励和尊重，而不是让孩子按照家长的意愿去走，否则非常容易打消孩子的积极性。

（4）不要妄想把孩子培养成全才

我们经常可以看到，一个孩子同时报了好几个兴趣班，有音乐，有舞蹈，还有英语，等等。家长或者培训机构都是美其名曰"让孩子全面发展"。但让孩子全面发展的结果是什么呢？那就是"全面平庸"。一个孩子的精力是有限的，去学习他最感兴趣的就可以了。我们看到过在某一方面特别出众的人，但你看到过在每个方面都拔尖的人吗？这样的人几乎是不存在的。一个人想要在一个领域"专而精"，就必须有所舍弃，对于孩子的兴趣发展也同样如此。

第四章

3~6岁，工作育儿两不误

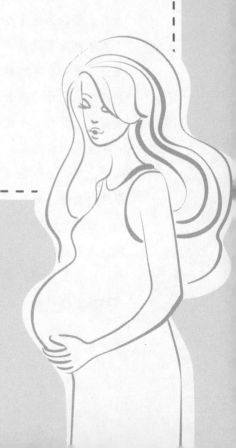

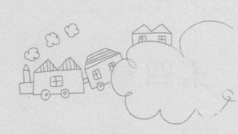

　　上幼儿园后，孩子就会离开妈妈探索外面的世界，他们开始有自己的小伙伴，也逐渐有了自己的主见和认识。这个时候的孩子逐渐进入叛逆期，固执、任性、爱耍赖，动不动就说"我不要，我不要"。孩子和父母之间会不断地产生大大小小的摩擦。

　　妈妈要努力保护孩子的个性特点，同时还要为孩子上什么样的幼儿园发愁，希望孩子能碰到一个有爱心的老师。原以为进了幼儿园就会一切太平，等真正进了幼儿园才发现那又是另外一场战役。幼儿园还没念完，就要开始操心小学的事情，更要抓紧时间让孩子参加各种兴趣班。父母对孩子的期待从怀孕时最单纯的只要健康就好，上升为"不能让孩子输在起跑线上"。

　　值得庆幸的是，这个时候妈妈可以离开孩子安安心心地上班，全心全意地投身工作，无论是创业还是坚守原来的岗位，妈妈在应对工作时都有了更多的智慧。

　　但这个时候的妈妈也会发现，时间被切割成碎片，就连周末最宝贵的休息时间也完全沦陷为"家庭日"，要带孩子去见世面，要陪孩子参加各种兴趣班。生活，什么时候才能轻松一点？

孩子在左

> 随着孩子一点点地长大，妈妈发现虽然自己有了更多的自由时间，但孩子的问题也开始涌现，他们开始变得叛逆、固执而任性，有时候大人让他做的事，他一定不做，不让他做的事，他却乐此不疲。
>
> 当孩子有了朋友以后，妈妈会感到欣慰，也会为他开心，但朋友并不都是好的，有时候孩子会遇到一些"坏孩子"，学到很多坏的行为和习惯。遇到这些状况，妈妈们该怎么办呢？在这个阶段，妈妈们要在实践中积累更多的育儿智慧，为孩子的人生打下坚实的基础。

1. 吃饭是孩子自己的事

我的孩子太偏食，这个不吃，那个不要，只喜欢吃肉，水果和蔬菜看也不看。吃饭更是让人发愁，一顿饭要吃一两个小时，有时候要反反复复热上好几次才能把一碗饭吃完。怎样才能解决孩子偏食的问题呢？

偶尔一两次不吃不等于偏食

偏食，顾名思义，就是孩子对食物的喜好态度鲜明，只偏重于自己爱吃的食物。偏食会导致营养失衡，对孩子的营养摄入和发育都会有负面影响，因此，必须从孩子刚开始吃饭的时候，就帮他养成正确的进食习惯。

从妈妈的角度来说，总是让孩子多吃对身体发育有好处的食物，可孩子一过周岁，就会选择符合自己口味的食物，不喜欢吃的会表示拒绝。有时候妈妈担心孩子养成偏食的习惯，强行喂孩子吃东西。可对于孩子来说，要咽下自己不喜欢吃的东西真是一种痛苦。

仔哥对软软烂烂的食物一直没什么兴趣，家里只要烧软烂的食物，如粥、土豆泥等，他大多吃一口就不吃了，有时候尝也不尝就摇头拒绝。有几次，为了营养均衡，我强迫他吃他不喜欢的食物，后果就是仔哥大口大口地吐了出来，甚至包括前面吃进去的食物。看着孩子难受的样子，我内疚得不得了。从此以后，我宁愿他偏食也不再强迫他吃不喜欢的东西了。

是不是偏食也不能一概而论，孩子偶尔一两次不吃并不等于偏食，孩子拒绝食物的原因很多，如果能找到真正的原因并采取正确的对策，孩子也许会变得愿意吃。

有时候，孩子偏食是身体原因导致的，长牙、积食都可能导致偏食或厌食。如果孩子平时饮食正常，突然某天出现偏食，那么首先要了解孩子身体是否出现异常。有时候吃某样食物时，如果孩子有不愉快的体验，也会造成偏食。仔哥很害怕各种各样的小虫子，有一次我煮粗粮饭，里面的小豆子与虫子长得很像，仔哥就怎么也不肯吃。

如果孩子身体没有异样，却拒绝吃东西，父母就要注意是不是孩子为了吸引父母注意而表现出的有意识偏食。

纠正偏食的主要目的是消除对新食物的拒绝感

纠正孩子偏食习惯时必须牢记一点，即目的不是让孩子"吃不爱吃的东西"，而在于"消除对新食物的拒绝感"。

孩子本来是对新食物充满好奇的，但另一方面，对陌生的东西及其变化也会有很强的排斥心理，看到没见过的食物就会想拒绝。因此，从添加辅食开始，父母最好不断使用各种原材料制作质感、口味或气味不同的辅食。这也是我不赞成购买市面上做好的各种辅食的一个原因，市场上出售的辅食味道口感都差不多，孩子很难体会到新鲜感。

纠正孩子偏食的时候，不能太在意食物的多少。孩子想吃就吃，不要强迫孩子，有时候强迫只会取得反效果，使孩子本来有兴趣的食物也变得厌恶了，还可能让孩子对吃饭本身失去兴趣。

在孩子情绪好的时候，鼓励孩子多吃一些陌生的食物也可能让他们获得一种好的体验。比如爸爸很忙，但某天早回家和孩子一起吃饭，并且告诉他："爸爸可喜欢吃这个了，你也尝尝？"孩子即使不喜欢吃这种东西，但为了让爸爸高兴，也愿意试一试。这时候，再表扬一下的话，孩子一高兴，还可能再多吃几口呢。

2. 说话晚的孩子更聪明吗

芸芸的小孩两岁多了，白净粉嫩，非常招人喜爱。但让家人焦虑的是，到目前为止宝宝就只能说一两个字，听力也没问题，他表哥像他这么大的时候已经会背唐诗了，芸芸好着急，但周围邻居反而劝她说"贵人语迟"，说话迟的孩子反倒聪明呢！但到底是不是这样呢？芸芸心里也没有底。

说话晚更聪明？别当真！

有的孩子说话早，可能不到一岁就已经牙牙学语了，也有的孩子就像案例中芸芸的儿子，到了两岁多还不会说话。

仔哥也是很晚才学说话，一直到2岁多，他连爸爸、妈妈都还叫不顺溜。许多朋友安慰我，让我放宽心，等孩子智力发展到一定程度，他就会开口说的。可是有时候要放下真的不是一件容易的事。我每天对着仔哥说一大串话，都收效甚微。我心急如焚，带他去很多医院做了各种各样的身体、智力检查。我担心他会有自闭症，更害怕我的一个小疏忽，耽误他一辈子。一直到差不多3岁，仔哥的语言才开始丰富起来。

对于说话晚的孩子，民间有一种说法是"贵人语迟"，或者说"大器晚成"。意思是说"说话晚的孩子更聪明"，但这样的说法科学吗？

事实上，这样的说法没有任何科学依据，有一部分"不说话"的孩子，非但不是像民间所说的那样"更聪明"，反而是智力低下的一种表现。他们除了不会说话，对外界的刺激也表现得很迟钝，或过于乖顺，不哭不闹，如果有这些征兆父母一定要及早带着孩子去医院检查。除了智力低下的情况外，自闭症的孩子也是"金口难开"，他们甚至无法和父母建立起良好的亲密关系。无论哪种情况，都需要及时确诊，并积极进行治疗。我这样说并不是要给父母们增添心理负担，只是希望父母们对于这些"金口难开"的宝宝给予更多关注，发现疾病的信号时可以及早确诊治疗，以免受到"说话晚的孩子更聪明"这种错误思想的影响，而造成了宝宝病情的延误。

除了以上两种少数情况之外，大部分说话晚的宝宝只是个体差异或遗传因素造成的，只要宝宝听力包括发声器官都正常，并且能听懂大人说话，那么父母就不用担心。有的孩子说话本来就会晚一些，这跟智力高低没有任何关系。

创造良好的语言环境，帮助说话晚的宝宝

宝宝说话迟早虽然受到个体差异或遗传等因素的影响，这一点父母是无法改变或控制的。但如果我们能给孩子创造一个良好的语言环境，对孩子的语言发育也是有很大帮助的。

（1）多跟孩子说

父母或者其他长辈在带孩子的时候，可以随时随地向他介绍周围的事物，比如在给宝宝剪指甲的时候可以对宝宝说："这是宝宝的手指。"在给宝宝洗澡的时候告诉他："我们在给宝宝洗澡啦！"穿衣服的时候对宝宝说："把宝宝的手伸出来。"等等，在这个过程中，宝宝会逐渐随着大人的语言表达来认知周围的事物，并且有自己表达的冲动。

（2）抓住他感兴趣的说

每个宝宝的喜好都不一样，比如说大多数男宝宝从小就喜欢汽车玩具或者其他机械模型，而女宝宝一般喜欢毛茸茸的布娃娃，或者其他小玩偶，他们在对待自己感兴趣的东西时会倾注更多的精力关注，这也是父母为孩子创造表达的一个机会。"这是宝宝的汽车。""漂亮的小汽车。""布娃娃是红色的。""小熊真好看。"在表达的时候，父母的语言一定要清晰，语速要慢，最好能让宝宝看到自己口型的变化，这也是引导宝宝说话的一种方法。

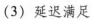

（3）延迟满足

现在大多数家长对孩子的要求可以说是有求必应，比如宝宝指指玩具，大人就立马把玩具送到眼前来，孩子不用语言表达父母就立马行动起来，久而久之，孩子的语言表达欲望自然就会受到影响。当宝宝有任何需要时，父母尽量让他说出来，然后再把东西给他。哪怕他能说出一个词汇或者说出一个字也是一种进步。

（4）多与外界接触

平时父母有空的时候，应该多带孩子出去，创造与同龄小孩社交的环境。大小差不多的孩子经常在一起玩耍，既快乐，又能给孩子创造一个良好的语言环境。

3. 孩子，自己的事要自己做

皮皮现在两岁四个月，主要由奶奶带着。奶奶带皮皮非常用心，什么都做得很周到。老人就想什么事情都给孩子做好了，不让孩子受一点点委屈，超级溺爱孩子。很多时候皮皮要做某件事时，奶奶都会说："来，奶奶帮你弄，你不会弄。"对此，皮皮妈妈很担心这样会惯坏孩子。

自己的事情自己做，培养孩子的自理能力

仔哥一岁多的时候就知道抓饭碗了，常常把饭撒得到处都是。两岁多的时候更是什么事情都想自己做，有时我或者他爸爸想插手帮他他反而大哭大闹。在我们大人看来，不想让他做或者帮他做，无非是不希望看到孩子受伤，比如说孩子看到大人扫地，他过来凑个热闹，拿着扫帚晃晃悠悠地学大人，我们很担心扫帚把会不小心戳到他的眼睛。或者他想自己拿着杯子喝水，我们会担心水洒在衣服上，或者水热会烫到他，等等。另外一方面，孩子喜欢做事但是常常做不好，比如说他自己穿衣服可能会穿反，自己吃饭可能把饭撒得到处都是，等等。每当这个时候，家长就要付出更多的精力去收拾"残局"，这样一来，父母就会忍不住想，反正孩子做不好，还不如自己做！我们

常常因此而剥夺了孩子自己动手的乐趣！

但是，父母或者爷爷奶奶事事代劳，对孩子的成长却是非常不利的。任何一个孩子都有自己动手的欲望，尤其是到了两岁以后，这个时期他的肢体协调能力等都在逐渐发展成熟，而且模仿能力特别强，他们很乐意去尝试各种事情，所以这个时期对于宝宝独立性的培养特别关键。我们应该懂得放手，鼓励他们去尝试力所能及的事情，耐心地等待孩子做完每一件事，哪怕只是扣好衣服上的一个纽扣这样一件小事，并且要给予适当的赞扬和鼓励。这些尝试从眼前来看是会给父母带来一些麻烦，但这些一点一点的尝试累积下来，对宝宝自理能力会有一个很大的提升，这是孩子将来独立起来一个很重要的基础！

如果这个时期放弃了孩子自理能力的培养，没有给予适当的教育和训练，将来孩子只会越来越依赖大人，造成孩子自理能力的低下，这会对孩子的独立造成很大的障碍。

自理能力要从小培养

（1）放手让孩子去做

孩子两岁以后会特别喜欢自己动手，这个时期父母千万不要剥夺了孩子的这种乐趣。在有大人看管的情况下，顺应孩子的需要让他自己去尝试吧！如果他想自己穿鞋那就让他试试好了，不管成功失败对他来说都是一种锻炼。

（2）支配孩子去行动

"宝宝，去帮爸爸把拖鞋拿过来。""去帮妈妈搬个小凳子。"父母在平时要多支配孩子去做力所能及的小事，并给予他鼓励和表扬。在这个过程中，孩子逐渐会找到一种快乐感和成就感，他会慢慢懂得帮助别人这个概念。

（3）不要笑话"笨手笨脚"的孩子

孩子做事时总免不了会显得"笨手笨脚"，甚至有时还会显得滑稽，但大人千万不要笑话孩子，不要让孩子觉得难堪，以至于失去了自己动手的乐趣。

（4）当心那个特别宠爱孩子的人

这个宠爱孩子的人可能是妈妈自己，也可能是爸爸，更有可能是孩子的爷爷奶奶、外公外婆。过分宠爱孩子，什么都想帮孩子打理好，不让孩子受丁点委屈，这对孩子自理能力、独立性的培养是一个很大的障碍。所以每个家庭成员之间要经常沟通，尽量保持统一的理念和态度来教育孩子。

4. 孩子专心做游戏时不打搅

宸宸四岁半，幼儿园老师说他注意力不太集中，我也发现了这个问题，一个东西他玩不到 5 分钟就不玩了。有时候让他画画，他胡乱涂几笔就扔掉去玩小汽车，但小汽车又玩不了一会儿又开始玩别的。孩子总是安静不下来，喜欢四处乱跑。为什么别的孩子能集中注意力，宸宸却不行呢？究竟要怎样培养孩子的注意力呢？

注意力的培养要循序渐进

注意力是孩子智力和思维能力发育的基础。但注意力的发展是一个循序渐进的过程。一般来说，3 岁的孩子注意力集中的时间约为 5~7 分钟，4 岁的孩子约为 15 分钟，5 岁的孩子为 20 分钟，7 岁后，注意力能集中 30 分钟以上。

仔哥是一个气质敏感型的孩子，他对自己喜欢的事情很执着，这个特点带来的好处是注意力较为集中。在他 1 岁的时候，他可以拿着一个红气球玩儿 40 分钟。3 岁左右的时候，他特别喜欢各种各样的小车，他自己能拿着小汽车玩儿上大半个小时。

但如果是他不感兴趣的事情，他就完全没有办法集中注意力。比如，他很难静下心来画画或涂色，玩橡皮泥也是玩个三五分钟就扔在一边。为了让他喜欢上画画，有一天我对他说："仔哥，我们来画你喜欢的汽车道路吧，画5 分钟，然后，让你的小汽车在我们画好的道路上开。"这一下子引起了他的兴趣，他认真地跟我一起画，然后不停地问我：时间到了吗？可以开了吗？我拿来一个时钟放在面前，告诉他当长针指到 5 的时候，时间就到了。在此之前，我们要聚精会神地认真画。

5 分钟时间对仔哥来说像一个小时那么漫长，但他还是坚持了下来。那段时间，我们做很多游戏都要求坚持 5 分钟。慢慢地，仔哥对那些他不喜欢的活动也能耐着性子坚持下来了。

当仔哥坚持下来后，我会及时地表扬他，这也促使他爱上了这个游戏。当然我也有做得不好的时候，有时候看他把玩具扔得满地都是，他却在聚精会神地看电视，我会很生气地打断他，要求他把玩具收拾好再看电视；有时候他正玩得高兴的时候，我会以洗澡、读书或者购物为理由，中断他的游戏。刚开始他不懂，当我们玩 5 分钟坚持的游戏后，仔哥会严肃地告诉我："妈妈，集中注意力做完一件事情之后才能做另一件事。"然后我才会马上醒悟过来。

仔哥每长大一岁，我们对他集中注意力时间的要求就要增加。只要孩子度过了最初的不适应，后面增加的时间总能轻易度过。

注意力的培养与父母的态度有关，父母干涉过多，在孩子玩得兴高采烈的时候，父母非要让他去做别的事情，这就会导致孩子注意力分散；父母干涉过少，态度过于宽容，也容易导致孩子注意力不集中。宽容虽然有利于培养孩子的自律性，但孩子不容易掌握尺度，他们不知道什么可以做，什么不可以做，玩这件玩具的时候心里却在惦记另一件事是否可行，这也会导致情绪不稳定，注意力无法集中。

创造有利于集中注意力的环境

孩子注意力的培养需要父母的努力，父母要尽量为孩子创造有利于集中注意力的环境。

（1）要孩子去做自己喜欢的事情

孩子喜欢的游戏就能长时间地坚持下来，如果孩子玩一样东西几分钟不到就去干别的，就说明孩子对这件事不感兴趣。此时，不要逼迫孩子，先让他玩他最喜欢的游戏，通过他最有兴趣的游戏培养注意力之后，再以此为基础，引导孩子对其他事物产生兴趣。即使孩子自己完成了一件很小的事情，也要给予充分的表扬。例如，孩子自己整理好了玩具，或者自己看完了一本书，妈妈必须不遗余力地鼓励和表扬。让孩子体会到兴趣的快乐，也是提高注意力的好办法。

（2）制定规则

注意力的培养需要一定的规则。家长可以在平时的游戏中有意识地进行一些约束，比如规定好一段时间让孩子做某件事。简单而规律的家庭生活也有助于孩子注意力的培养，孩子会懂得什么时间该做什么事情，这样也能一定程度上避免注意力分散，消除因注意力分散而产生的不安情绪。

（3）让孩子一次只做一件事

虽然说孩子确实可以一心多用，比如一边玩汽车一边听家长念书，但从专注力的培养角度出发，最好还是让孩子每次只做一件事情，一件事情完成后再去做另外一件，尤其应该避免吃饭的同时看电视、看书或玩玩具等。

（4）关注孩子的情绪

如果孩子身心疲惫、情绪不佳，要让他们集中精力做一件事是很困难的。因此，培养注意力必须让孩子摄取充分的营养，身心得到充分的休息，在孩子心情好的情况下再进行。不要在孩子刚刚去过商场或超市后马上要他集中精力做某件事，这个时候孩子刚刚受到强烈的环境刺激，处于极度的兴奋状态，心很难静下来。

5. 孩子耍赖怎么办

在游乐园里一个卖玩具的地方，一个孩子正缠着妈妈要求买一个自己喜欢的玩具，妈妈说："你已经花了很多钱了，不能再买玩具了。"孩子开始大哭起来，见妈妈没反应，就倒在地上开始撒泼。妈妈刚开始还置之不理，见围观的人越来越多，只好无奈地买了孩子心仪的玩具，拿给孩子说："给你，快起来。"然后拉起孩子匆匆离开。

不要因为孩子耍赖而满足他的要求

有些孩子如果自己的要求得不到满足就会不分场合的耍赖，在家还好，如果在公共场所耍赖，就会让大人非常恼火。有的父母会斥责甚至打骂孩子，但孩子不肯轻易退却，开始大哭甚至躺在地上耍赖。有的父母束手无策，无奈之下，只好马上满足孩子的要求，迅速离开；有的父母会强拽着孩子离开；有的父母却头也不回地往前走，孩子就哭着在后面追着跑。无论哪种情况，都会对父母和孩子造成不好的影响。

为什么孩子这么喜欢耍赖呢？孩子2岁之后，会对买东西产生兴趣。这个阶段的孩子对世界的认识还是以自我为中心的，他们会认为"我可以拥有一切"。因此只要是自己喜欢的东西，他都想要拥有。所以经常会看到这样的现象：孩子两手抓满自己喜爱的玩具，赖着非要买。如果不满足，就会哭闹。这个时候的孩子语言能力还不强，还不能通过语言有条理地表达想法，所以，当自己想做的事情被父母阻止的时候，就会哭闹，这就是大人所认为的"耍赖"。

大部分家长都认为爱耍赖的孩子固执难缠，并且发现如果孩子的愿望得不得满足就会一直耍赖。没错，固执难缠的孩子更善于耍赖是事实，但是，孩子通过耍赖解决问题的行为习惯更多的来自于父母错误的态度。

比如，我曾见过一个妈妈带着孩子在商场的玩具柜台，孩子很想要一架飞机模型，非要妈妈买。妈妈则以各种理由予以拒绝："这个一点都不好玩，不要吧！""妈妈今天没带钱，买不了！""我们下次再买好不好？"无论妈妈怎么说，孩子就是纹丝不动，说到后面，妈妈生气了："再这样，下次不带你出来了！""妈妈生气了，不管你了！"即便如此，孩子依然纹丝不动。最后，妈妈只好认输了。"下不为例啊！以后再耍赖，妈妈可真生气了！"

孩子手上拿着飞机模型，心满意足地跟在妈妈后面去付钱，他所有的注意力全在飞机上，妈妈的话他一点也没听进去。下次再出现类似的情况，他依然还会用耍赖的方式解决，因为他已经有通过耍赖把"不行"变成"行"的成功模式。

对于孩子的要求，父母果断的态度非常重要。可以满足的，就立刻同意，不能满足的，无论如何也要坚持。只有这样，孩子才会明白哭闹无助于达到目的，大人也不用再费心费力地哄孩子了。

仔哥也有过为了买一样东西拼命耍赖的时候，刚开始他喜欢的都是一些小玩意，而且每次只要一样，大多数情况下，我都会满足他的要求。

他不断地长大，占有欲越来越强，有时候常常手里抓了一堆自己喜爱的玩具，都要买回家。刚开始我有点手足无措，当我平静下来，想到孩子正处于占有欲很强的阶段，我就对他说："妈妈今天的钱不够，只能买一个，你挑一个吧!"刚开始仔哥还期待地看着我，抓紧玩具不肯放手，见我态度坚决，最后只能悻悻地挑了一个，我跟他约好时间，他喜欢的玩具下次再来买。到了约定的时间，我大多会如约带他去买。

在他3岁多之后，他慢慢地懂一点道理了，这个时候就可以通过协商解决一些问题了。有一段时间，他特别喜欢各种大型的火车轨道，有时候一个星期前刚买过一个，下次再去商场，他又想买，不同意他就紧紧抱住玩具不放手。这个时候我就开始跟他商量："仔哥，你好像很想要这个玩具，但你知道它多少钱吗?"

仔哥说不知道，我就告诉他价钱，并说："仔哥呀，爸爸妈妈很辛苦赚钱回来，要买吃的，买穿的。所以，为了给仔哥买这个玩具，咱们可能要天天喝粥了。是不是这样你也要买呀?"

仔哥很讨厌喝粥，听了这个他面露难色。

我接着说："每个月我们只有一部分钱拿来买玩具，如果你每个月的钱都存下来，存够了就可以去买你想要的玩具了。"

"这样啊!"

"这个玩具要很多很多的钱，现在我们的钱还没有存够，如果你今天非要买的话，只能买另外一个，不能买这个，怎么办呢?"仔哥想了一会儿说："那我们存够钱了再来买吧。"

其实只要我们讲究方式方法，大多数情况下孩子是会通情达理的。

让孩子不再耍赖的方法

如果父母不能严肃对待孩子在公共场合的耍赖行为，轻易地满足孩子的无理要求，这种做法留在孩子的记忆里，会导致孩子的耍赖行为愈发严重。当孩子第一次哭闹耍赖时，父母就要采取措施。

比如可以这样跟孩子说："原来你是想要这个玩具才哭的呀? 可是你这样哭，妈妈不知道你是不是真的想要，所以你先别哭，想要什么慢慢说，这样妈妈才好给你买啊!"只要答应孩子的事就一定满足,当孩子不哭了时,就要按照事先约定好的给孩子买玩具。这并不是说只要孩子按照大人的意思做就给买,而是通过这样的训练让孩子做到不哭闹。直接说出自己想要什么,这样以后就有和他协商的余地了。

如果孩子已经养成习惯用哭闹让自己的要求得到满足,就不能无原则地好言相劝,而有必要让孩子看到父母严厉的态度。最好蹲下来,与孩子保持同等高度,然后注视着孩子的眼睛,坚决地说:"妈妈知道你的要求了。今天我们买不了,等过一段时间再来买好吗?"此时父母的态度一定要坚定。只有这样,孩子才会停止哭闹。如果孩子停下来,妈妈就要把孩子抱在怀里,温柔地表扬他。

如果孩子仍然哭闹不止,妈妈就要摆出不予理睬的态度,一直看着他闹,孩子闹一会儿就明白了:即使这么折腾,妈妈都不理睬我。大部分孩子会因此灰心丧气,不再耍赖。这样,下次再看到自己想要的东西也不会耍赖,而是要好好地告诉妈妈:我想要这个玩具。

6. 孩子说谎怎么办

茜茜一直都是个很讨人喜欢的孩子,可是,最近爸爸妈妈却发现她总是有意无意地撒谎。比如,在幼儿园做手工,本来是她没有做好,可是回到家里却说老师给贴在墙上了,第二天妈妈去幼儿园接她时,怎么也没有找到她的作品;再比如,他们幼儿园里开运动会,她的成绩明明不好,却回家说自己得了第一。三番五次的说谎行为让爸爸妈妈很生气。

以平常心对待孩子的谎言

有一项研究发现,3岁孩子中50%会说谎,4岁孩子说谎的比例更高达90%。孩子撒谎,其实是认知发展的标志。认知功能发展越健全的孩子,说谎技巧就越高明,因为他们有办法圆谎。按照这个逻辑来看,孩子说谎正说明孩子真的长大了。

但是不是所有的谎言都需要一一纠正呢?

孩子常常充满想象力和创造力，顺口说瞎话编故事是很常见的。仔哥小时候和小区里的小朋友们一起玩时，经常会听到孩子们之间的谈话，当别的小朋友们夸耀自己的新玩具时，仔哥经常会说："我家也有一只好大好大的狗熊。""我爸爸也给我买了这个机器人。"事实上可能根本没有这回事。

孩子经常会描述一些根本不存在的事物或场景，这能定性为需要纠正的"谎言"吗？不能。孩子常常会把自己幻想的、所期望得到的东西附加在现实上，从而得到一种心理上的满足。在这些有趣的童言稚语中，其实可以窥见他们的小心思。

而随着孩子逐渐长大，走入小小的"幼儿园社会"，父母和老师对孩子的期望会普遍增高，所以我们看到很多孩子被送进各种兴趣班，老师希望孩子更听话、更聪明，妈妈希望孩子更招老师喜欢……合理的期望能让孩子更快地成长，而过高的期望，却很容易让孩子无力达到而撒谎。比如像案例中的茜茜一样，手工明明没有做好却对妈妈说被老师贴到了墙上，明明成绩不好却又说在运动会上得了第一。先不论茜茜行为的对错，至少可以从孩子的"谎言"中看出茜茜是一个希望得到父母夸奖，很有上进心的孩子。所以当父母面对这样的谎言时，应该先想想，是否是因为自己对孩子的要求过高造成的呢？或者最近工作忙，对孩子过问很少，孩子期望通过这种方式得到父母关注呢？我们一定要相信，孩子不会无缘无故制造这样的谎言。

其实最需要父母注意的，是孩子为了逃避某种惩罚或责任而编造的谎言，比如说因为在幼儿园里惹了祸而害怕家长责罚，做错了事害怕老师批评而把责任推给别的小朋友，等等。当孩子说谎后成功逃避责罚时，他们的说谎行为就会得到鼓励。其实说到底，是这种"害怕"被责罚的心理催生了孩子的谎言。这样说来，我们平时对孩子的错误行为是不是还不够宽容呢？如果我们告诉他，做错事了没关系，最重要的是知错能改就可以了！鼓励孩子讲出自己的错误，帮他改正错误，孩子是不是就没有必要再撒谎了呢？

培养一个诚实的孩子

（1）鼓励孩子说出自己的错误

如果孩子每次犯错父母都爱板着脸，甚至是一副凶神恶煞的模样，孩子犯错时，十有八九会采取一种隐瞒或者编谎话的方式。家长以为孩子更乖了，可却不知在孩子"乖"的表象下，一个坏习惯却正在慢慢滋长。所以，我们要允许孩子犯错，并且鼓励孩子诚实地讲出来，这才能帮助孩子成长。

（2）宽容对待孩子所犯的错

不管孩子犯什么错，都以平常心看待。尽量不要让孩子陷入一种自责、内疚的状态中，这样也不利于他正确地认识自己的错误。所以孩子犯错后，我们要把重点放在解决的方法上来，父母可以问孩子：我们接下来该怎么办呢？我们该怎样解决这个难题呢？爸爸妈妈和你一起想想好不好？事后，我们再告诉他如何避免这类错误的再次发生。

（3）不要对孩子期望过高

对孩子期望高一些，孩子会成长得更快。但如果期望过高，孩子受挫后就很难面对，他也很容易通过编造谎言的方式来让父母高兴，告诉父母他做到了但实际没有。其实这类孩子并不是真正想欺骗父母，更多的只是他不知道如何面对而已。所以，父母平时应该教孩子如何面对挫折，告诉他失败是很正常的事。

7. 让孩子在游戏中学会物品归原

我家宝宝已经快4岁了，凡事很依赖大人，一遇到不会做的事情就哭鼻子。例如玩具弄了一地，让她整理，她就哭着说：这么多玩具，整理不来，太累了，要人帮忙。我们帮忙，她就会偷懒，只收拾一点做个样子，弄得我们很无所适从。是应该让她自己收拾还是帮她收拾呢？

捣乱是孩子实现自己想象力的过程

妈妈的一天，可能是"从早到晚不停收拾"的一天，一整天都在不断地整理孩子调皮捣蛋后留下的烂摊子。很多时候，孩子喜欢把玩具满地扔，有时候刚刚把玩具收好，他就又全部扔出来，无论妈妈怎样耳提面命，孩子依然我行我素。

这种事在仔哥身上也发生过，让他收玩具，他一点反应都没有，真让人又气又恼。有时候看我发火，他会哭着告诉我：这么多玩具，他一个人收拾不了。如果我帮他，他就做做样子。

刚开始我很生气，后来发现，发火无济于事，仔哥依旧喜欢把玩具扔一地，我只能跟在他后面一点一点地收拾。于是我想了个办法，带他一起看《玩具总动员》，他看着里面玩具被扔得乱七八糟，内心很心痛。我借此机会告诉他，如果不好好爱惜玩具的话，玩具们也会反抗哦。仔哥似懂非懂地点点头。那天，他又把玩具扔一地，我什么也没说，也不帮他收拾。晚上进房间睡觉前，我对他说："仔哥，你要进房间睡觉了，玩具们是不是也要睡觉了呢？你跟他们说晚安吧！"仔哥看着满地的玩具，突然主动对我说："妈妈，玩具也要回他们自己的家睡觉，我们一起让玩具回家好不好？"我同意了，同时又提议："我们比赛吧，妈妈收拾积木，你收拾汽车，看谁收得快？"然后我们迅速进入状态，很快，玩具就被收拾得干干净净。慢慢地，收拾玩具成了我们最享受的时光。有一天，我洗完碗，仔哥跑进厨房得意地跟我说："妈妈，我今天自己让所有的玩具都回家了。"我故作失望地说："那妈妈不是没机会了？"仔哥有点得意地点点头。

这件事告诉我，无论做什么，只要孩子感受到压力，即便他原本很乐意做的事情，他都会试图回避；如果把这个事情当成一个有趣的游戏，和孩子一起很享受地去完成，孩子也会很享受，越做越开心。

现在我才知道，对于孩子来说，把玩具扔一块，这是有趣的游戏。在成长过程中，孩子的想象力慢慢丰富起来，头脑中有了各种各样的想法，他会利用身边一切物品把想象变成现实，于是把所有的玩具统统扔出来实现自己的想法。当然对大人来说，这纯粹是在捣乱。

在游戏中让孩子学会收拾

学会收拾是一个循序渐进的过程，父母不要操之过急。

（1）妈妈的态度要坚决

对于收拾玩具这件事，妈妈的态度一定要坚决。如果妈妈没有表现出积极坚决的态度，孩子就不会收拾。有些妈妈发现孩子表现出不想做或者耍点滑头，就会放弃，这样最后当然是妈妈自己收拾。孩子只要有一次能够逃避责任，下次遇到类似的情况就会故技重施，慢慢地就再也不会收拾了。

尤其孩子进入幼儿园之后，幼儿园老师大多会教孩子收拾玩具，此时家长要抓住时机。当孩子表现出想收拾的欲望时，家长要大力配合。不要表现出"他这么小，怎么可能收得好"等无所谓或不信任的态度。即使孩子收拾得不好，只要他积极地做了，家长都要适当地给予表扬。

（2）把收拾当成游戏

任何事都是这样，如果你把他当成一件很有趣的事情，就会越做越起劲；如果把它当成一种责任，就会觉得"压力山大"。孩子也不例外，让孩子自己收拾扔得满地的玩具，孩子会觉得负担很重。此时，妈妈最好通过游戏的方式与孩子一起收拾。

只要孩子觉得这是一个有趣的游戏，他们就会兴致勃勃地收拾起来。在游戏的过程中，妈妈最好控制好速度，收拾得不要比孩子快太多，也不要太慢，让孩子感受到比赛的乐趣。收拾完以后，要把孩子拉到身边抱抱他，并给予表扬。

（3）不要命令孩子

3~4岁的孩子可以轻而易举地找出自己喜欢的玩具，但却很难做到玩好后把玩具分门别类地放回原处，因为他们还不具备把玩具进行分类的能力。希望孩子自己收拾，比较好的方法是把经常玩的玩具用大的储物盒装起来，这样收起来对宝宝来说要方便得多。不要命令孩子"这个放那儿，那个放那儿"，这样会让孩子觉得没意思。

（4）不要在孩子集中注意力玩游戏的时候强迫他收拾

大部分妈妈看到孩子放下手里的汽车，又拿出一盒积木的时候，会对孩子说："玩积木的时候就不玩汽车了，把汽车收拾好再玩！"或者"都有这么多汽车了，为什么又拿出积木啊？"此时，孩子的注意力都集中在玩游戏上，他们根本不会理睬父母的要求。此时如果经常被打断，只会让孩子的注意力集中的时间越来越短。很多长大后注意力不集中的孩子，都是与小时候专心玩游戏时注意力被打断有关。一旦孩子无法集中注意力，再培养就很难了。

8. 教孩子学会谦让和分享

妞妞已经 3 岁半了，还不允许别人动她的玩具，不给别的小朋友分享自己的东西吃。无论什么东西，只要是她的，就绝不谦让。有时候同龄小朋友来家里玩，动了一下她的玩具，她就会大叫"是我的"，马上抢过去。不管我怎么教育，她都不理。

自我中心意识带来的行为

孩子小的时候家长大多能接受孩子这种自私的表现。但如果孩子到了 3 岁多还那么自私，如何教育也不改，妈妈就会着急起来。

现在的孩子都是独生子女，一个家庭常常是六个大人围着一个孩子转。而因为住单元房的关系，孩子接触外部社会较少，他们习惯了以自己为中心来观察这个世界，并以为别人的想法都与自己一致。

因此，他们不会考虑别人，如果谁动了自己的东西，不管是比自己小的弟弟妹妹或是同龄的小伙伴，他都会大喊"是我的"并马上抢过来。很多时候孩子的玩具自己不准备马上玩，有些玩具被束之高阁很长一段时间，但只要别的孩子表现出兴趣，孩子就会马上抢过来。有时候，孩子也会让小朋友玩自己的玩具或者把点心分给别人吃，但这并不等于他们学会了分享或关心对方，而是出自送给别人的单纯想法，或者是希望父母夸奖。这样的情况在 4 岁以下孩子身上最明显，当孩子上幼儿园、小学后，他们慢慢发现世界并不是完全以自己为中心，这个时候他们会逐步学会分享。

仔细观察孩子们的互动情况，2 岁以内的孩子都是自己玩自己的，彼此之间很少有交流。进入 3 岁后，他们开始认识到伙伴的重要性，会一起进行一些骑车、爬山等有意识的活动。3 岁半到 4 岁后，他们才会慢慢地学会互动。也是这个时候，他们开始走出自我中心的意识。

在教孩子分享的过程中，父母不要盲目地让 3~4 岁的孩子做到谦让或分享。要先在一定程度上满足孩子的占有欲，再逐步教育孩子学会谦让和关心别人。只有得到爱才会付出爱，父母对孩子的给予和支持非常重要。

通过游戏等手段改善孩子的自我中心意识

现代家庭都是围着孩子转，无论吃饭、睡觉、玩游戏，所有事物的中心都是孩子，父母大多会先满足孩子，再满足自己。在这样环境下长大的孩子是很难走出自我中心意识的。

只有孩子发现父母并不会先满足自己时，他才会逐渐了解到自己并不是家里最重要的人，并逐渐学会谦让。

为了让仔哥走出自我中心意识，我想了很多方法。从仔哥2岁多能自己吃饭开始，他就与我们一起吃饭，所有的菜式都一样，没有特殊。有时候，在吃饭时我们还会特意最后满足他。比如他爱吃红烧鸡翅，原来都是让他先吃，他吃不下了才轮到我们吃。有一天我又烧了一盘鸡翅，我先夹了一个最大的给爸爸，我说："爸爸是家里最辛苦的人，要赚钱养家，最大的给爸爸吃"。然后夹了一个给自己，说："妈妈既要工作又要照顾家庭和孩子，非常辛苦，妈妈也要吃一个。"当我们分配好后，我才夹了一个小小的给仔哥。一段时间后，无论吃什么，仔哥都知道要先给爸爸妈妈吃，最后才轮到自己。

我们还会利用叠衣服、打扫房间等机会教仔哥辨别家庭成员的各种物品，教他明白，有些物品是他的，有些是爸爸妈妈的，有些则是公共财产。他只能处理自己的那部分物品。

玩游戏的时候也一样，有时候我们会让他先挑，有时候也会自己先挑。最后我们一致达成协议，通过石头剪刀布的游戏，赢的那个人先挑。当家里有小朋友想玩他的玩具而仔哥不同意时，我一般不会批评仔哥，而是会向别的小朋友解释："仔哥自己现在想玩这个玩具。你跟他商量好吗？"有时候会拿出别的玩具给小朋友玩，再组织大家用各自的玩具一起做游戏。逐渐地，仔哥开始主动与小朋友分享玩具。

当孩子从自我中心的意识中走出来时，他就不会再动不动就说"是我的"了。

9. 叛逆是孩子的独立宣言，别担心

儿子3岁了，最近好像成心和我对着干，让他干什么，他都说"不要"。吃饭说"不要"，穿衣服也"不要"，玩游戏还是"不要"。有的时候穿衣服要花40分钟，拿哪一件出来他都不要。常常一天下来，搞得我一事无成，真是被他气死了，怎么办才好呢？

叛逆是孩子向妈妈发出的独立宣言

孩子说"不要"，恰恰说明孩子长大了，从此不再凡事依靠妈妈，逐渐开始独立了。在3岁左右，几乎所有的孩子都会出现持续半年至一年的"反抗期"，这个反抗期是儿童心理发展的一个必经阶段，心理学上称为"第一反抗期"。这个时期的孩子心理上出现独立的萌芽，自我意识开始发展，好奇心强，有了自主的愿望，喜欢自己的事情自己做，不希望别人来干涉自己的行动，一旦遭到父母的反对和制止，就容易产生说反话、顶嘴的现象。

孩子还小的时候，乖巧又听话，特别可爱。进入第一个叛逆期，则张嘴闭嘴"不要""不可以"，让人很生气。如果把它看成一种叛逆的话，父母就会特别生气，而如果把它看成孩子成长的一种规律的话，家长就能从中感受到成长的神奇。孩子为了形成自我意识，什么都要碰一碰，一点小事也要固执己见。原先，孩子还不能区分自己的意愿和别人的意愿；现在，他们已经清楚地知道哪些事情是让"我"做的，哪些事情是"我"想做的。因此，就想顽强地表现自己的意志。但是这种表现往往与成人的规范相抵触，于是孩子就会有挫折感，从而导致反抗行为。一旦他们感到不满，就会以直截了当的形式表现出来，比如吵嚷、哭闹等。他们不会像大些的孩子那样用拐弯抹角的方式表达自己的意愿，因此往往被大人认为是故意作对。其实，他们无非是忠实于自己的想法，并非针对某个具体的人。

这份叛逆在3岁时达到顶峰，3岁左右，孩子几乎可以像大人一样完整地表达情绪了，自我意识明确出现，反抗也愈加激烈。父母一定要耐心对待，尊重孩子，把孩子的反抗当做孩子成长时的一份特殊体验，这样即使抚养的过程再困难，父母也不会感到累，反而会体验到一份乐趣。

帮孩子顺利度过叛逆期

当孩子进入叛逆期后，父母对待孩子的方式要发生一些根本性的改变。

（1）培养自律性和独立性

孩子3岁之前，父母的态度主要是保护好孩子，让孩子充分体验到安全感。孩子进入3岁之后，父母就要集中精力培养孩子的自律性和独立性，满足孩子的要求。父母可以在满足孩子独立要求的基础上相应地提出规则，让孩子知道有自由也要有秩序。这个阶段的孩子虽然有一定的自我意识，但自律性往往比较差，当发现孩子没有完成任务时，父母最好能陪在孩子身边，帮助他们一起完成。

（2）让孩子自己选择一个最佳方案

孩子进入反抗期时，如果父母强制性提出要求，孩子就会大哭大闹，坚决不从。比较好的解决方法是给孩子充分的选择权，让他们自己选择一个最佳方案。比如穿衣服，可以拿2～3件衣服给孩子挑，让他自己做主。如果孩子自己做出选择，然后很配合地把事情做好，父母要及时给予奖励。

（3）不要批评孩子的固执

有些父母会用命令的方式强迫孩子，当孩子固执己见而出现失误时，父母就会大声地训斥孩子，或是用嘲讽的口吻对待孩子。这样的处理方式不但会让孩子感到羞耻，还会磨灭他想独立完成某件事情的意志，孩子此时已经知道自己的行为会影响到他人，他们很可能会做出让大人更生气的行为。

10. 孩子一点都"输不起"，怎么办

5岁的丁丁聪明伶俐，和同龄的小伙伴比，学习和自理能力都显出优势，不怎么让父母和老师操心。但丁丁却非常争强好胜，比如下飞行棋，赢了就满心欢喜，输了就生气地一把将棋推倒不玩了，或者脸憋得通红，满脸泪水地缠住爸爸妈妈再玩一遍、两遍、三遍……直到她赢了才心满意足。

孩子，你输了该怎么办

仔哥4岁半的时候参加幼儿园里举办的"幼儿才艺展示大赛"，在表演唱歌的时候，居然"卡壳"忘词了，没唱完整首就泪奔了，冲下舞台抱着我大哭了一场。我努力地安慰他，摸着他的头告诉他没关系，只要继续努力，下次就能唱得更好啦！虽然我并没有刻意要求他一定要唱好或者说一定要拿名次，但仔哥是在乎的。在他小小的年龄里似乎已经懂得，赢了老师才会表扬他，爸爸妈妈才会赞扬他！抱着哭得稀里哗啦的仔哥，我突然有点心酸。事后我反省了自己的教育，我发现我和大多数家长是一样的，我们教孩子怎样才能做得更好，教孩子怎样才能跑得更快，教孩子怎样才能赢……但我从来没有主动告诉他：孩子，你跌倒了怎么办？你失败了怎么办？

赢的孩子可以享受糖果的奖励，可以享受掌声，而输了则什么都没有，甚至还可能受到父母的指责。我曾经在一场儿童比赛中，看到一位妈妈手指戳着刚参加完比赛的儿子的脑袋说，平时在家都练得好好的，怎么一上台就不行了呢……小男孩撅着嘴低着头显得非常委屈。我在想，我们的孩子为什么"输不起"？可能更多的是因为我们行为中传达给孩子的讯息是：赢了有奖励，赢是光荣的！输了什么都没有，输是不光彩的！

在这样的观念下，一部分孩子可能变得像案例中的丁丁一样，争强好胜，无法接受任何失败。而另外一部分孩子由于害怕失败，干脆放弃竞争。但这两种情况无疑对孩子的发展都是不利的。大多数过于争强好胜的孩子虽然各方面都很优秀，但是抗挫折的能力非常差，一旦失败便无法平和面对，非常容易走极端。而因怕失败而一味退缩的孩子，无法在竞争中找到乐趣，无法从竞争中得到提升，很难建立起自信心。

所以，在每个家长都在努力"不让孩子输在起跑线"的时代里，我们是否也应该想一想，孩子，你如果输了该怎么办？

教孩子正确面对输赢

（1）对待孩子的"赢"，父母要淡然

"孩子又拿回一张奖状"，"某某比赛又拿了第一"，等等，面对孩子的每一次进步，我们作为父母很开心，也确实应该给予孩子奖励。但是，父母对待孩子的"赢"没有必要刻意大肆宣扬，生怕左右邻居不知道似的。这样家长就把孩子的成功当成了自己的"门面"，在这个过程中，逐渐让孩子形成事事"非赢不可"的想法。所以，对待孩子的赢，父母要鼓励要赞扬，但更要学会淡然处之。

（2）教孩子"赢"的时候要谦虚

古话说，人外有人，天外有天。这句话意在激励人们不要满足现状，因为还有比你更厉害的。当然这些道理我们不可能给孩子讲，但我们父母自己却必须要明白，哪怕是孩子再聪明，我们也要给孩子传达一种意识，赢也不能骄傲。

（3）对待孩子的"输"，父母首先要有平常心

如果说，孩子在班级里的活动或比赛中处于落后状态，父母们首先要有平常心，每个孩子都各有长短，父母要看到孩子的闪光点，给予鼓励，而不是在旁边奚落责怪。最好的方式是帮孩子找到原因，让孩子在下一次的活动中做得更好！在这个过程中也逐渐培养了孩子正确面对失败，克服困难的精神。

（4）不要总拿孩子作比较

"你看隔壁家的薇薇多乖巧懂事"，"你看楼下的明明又拿了第一"，等等，从父母的角度来讲，当然是希望通过这种比较激励孩子更好地努力进步。但是，这样的比较也无疑在打击孩子的自信心。所以如果父母真的爱孩子，就应该全盘接受孩子的一切，去帮助孩子挖掘自身的优势，让他知道在妈妈心中他就是最棒的，而不是总是在孩子耳边说"别人怎样怎样"。

11. 孩子说脏话，父母要制止

我家儿子今年3岁半，最近学会骂人了，有时候玩着玩着就说出脏字，说完还笑，我们制止过他许多次了可有时候他还是骂，有时候好像就是故意说出来一样。我很着急，有时候出去玩，他在外面就说脏字，声音还挺大，

搞得我都很脸红。我该如何引导他改正这个坏毛病呢？

4 岁左右的孩子会对说脏话感兴趣

孩子到 3 岁之后，随着词汇量的急剧增长，越来越会说话，偶尔还会骂人，说脏话，甚至会说出"找死"，等带有攻击性的词汇来威胁别人。在行为上，他们也常常出现一些过度的行为，比如当他们得不到满足时会拳打脚踢或吐口水。这会让父母非常吃惊，有些家长还会认定："孩子学坏了！"

孩子真的是变坏了吗？当孩子进入 4 岁左右，他们会对排泄物和说脏话感兴趣。排泄这件事对他们来说十分神奇。有时候，他们会停下来观看小狗排泄，他们也会观察自己排泄物的形状。随着孩子这样行为的产生，孩子会对讲脏话特别感兴趣。

仔哥 3 岁半时有一段时间迷上了说脏话。那天一大群孩子在保安岗亭附近玩，一个孩子对着保安说："臭狗屎！"仔哥突然发现这个词很好用，也跟着大喊起来："臭狗屎，臭狗屎！"当时我狠狠地训斥了他一通，并让他向保安承认错误。但第二天，仔哥一见到保安，又忍不住大叫："臭狗屎。"见我狠狠地瞪了他一眼，仔哥不敢再说。但从此以后，"臭狗屎""狗粑粑"等词动不动就会从他嘴里蹦出来，无论我如何制止都无济于事，这让我很崩溃。

有一天，他要看电视，我没搭理他，他跑过来对着我狠狠地骂道："你是臭狗屎！"当时我特别生气，一把拉住他说："跟你说了多少次了不许骂人，你不听是吧！妈妈现在要打三下手心。"这之后的一段时间他确实收敛了很多，有时候骂人的话就在嘴边，他会看看我无奈地再咽回去。但这只是在我面前而已，当他单独与小朋友在一起时，他依然会说脏话。

这让我很沮丧，我发现用惩罚的方法无济于事，有时候他还会故意激怒我。我决定改变方法，忽视他的行为。有一天，我没满足他的要求，他气冲冲地冲着我吼："臭狗熊！"我淡淡地看了他一眼，说："真的吗？"然后转身走了。他呆呆地看了看我。当我不再关注他的行为时，我发现他慢慢地不说脏话了。我这才知道，很多时候是我的行为强化了孩子的印象。孩子确实有对脏话感兴趣的阶段，但如果大人很在意，孩子就会说得更起劲。相反，大人漠视孩子的行为，孩子反而容易淡忘。

在积累社会经验的过程中学会骂人

听到孩子骂人或者讲脏话时，大多数父母的反应都如出一辙："你这是跟谁学的？"父母都认为，孩子自己不会主动想出这些不好的话，是听见别人说然后才学会的。事实确实如此，孩子很多脏话都是在学习语言的过程中跟着别人学会的。很多脏话还来自于他们最亲近的人，我曾经见过一些爷爷奶奶甚至会主动教孩子说脏话，因为他们觉得孩子说脏话的神情很可爱。

当听见孩子说脏话时，大人不要太在意，说脏话正意味着孩子的社会关系正在逐渐扩大，孩子从家庭这种有限的人际关系圈中走出来，通过与同龄人、大众媒体等相互交流，才学会了骂人。这个阶段的孩子并不能正确理解脏话的含义，只是认为是一些新鲜词汇，就照原样学着说而已。孩子说脏话并不代表他们知道脏话的含义，很多时候，他们会因为大人的神情而说脏话。大人无论是捧腹大笑或是生气呵斥孩子，都会让孩子感到自己讲的这句脏话很重要，从而刺激他们继续不停地讲脏话。如果父母太过强调讲脏话不好，不能说，反而会勾起孩子的好奇心理。

即便孩子知道脏话的含义，对他们来说，讲脏话也只是引人注目的一种手段。或许在讲脏话的背后，他们希望得到父母更多的关注。此时，如果父母因为生气而严加斥责的话，孩子就会因为得到父母的关注而骂得更厉害。即使父母的指责会让孩子心生胆怯，他们也还可能由于叛逆心理而骂得更加厉害。

当然，随着孩子的成长，他们会通过骂人或威胁性的语言来表达自己的负面情绪，这个时候的孩子已经知道了骂人的作用，甚至很多时候他们是为了激怒对方才故意骂人的，妈妈在对待这种骂人情况时态度必须坚决果断。此时，如果妈妈发火，孩子就达到了激怒大人的目的。所以，妈妈要用平和的语气，非常坚决地和孩子说话，告诉他这么做是不对的。同时，妈妈要教会孩子一些恰当表达情绪的方法。当孩子学会处理自己的情绪后，他就不会再说脏话了。

如果孩子一生气就骂人，父母要坚决制止

如果孩子一生气就骂人，那他不仅学不会控制情绪的方法，而且会在不知不觉间形成习惯，以至于随时随地张口骂人。这个时候，父母要坚决制止。但一定要讲究方式方法，以宽容的态度纵容孩子是不可取的，但如果过分严厉处罚，又会出现负面效果而使问题更加棘手。

孩子第一次骂人、说脏话的时候，大部分情况不是为了表达生气的情绪，而是淘气。此时最好淡化处理，不在意、不评价。

如果孩子已经把骂人作为一种表达情绪的方法而动不动挂在嘴边时，家长就需要进行处理了。可以告诉孩子："我刚刚听见你说脏话了，骂人是很不好的行为，听你说话的人心里该有多难受呀！我们要说一些别人喜欢听的话。"家长还可以及时地告诉孩子什么话是别人喜欢听到的，孩子会发现虽然自己骂人，说脏话了，但妈妈并没有生气，而且知道骂人和说脏话是不对的。

12. 孩子为什么总是被小朋友欺负

儿子3岁了，性格偏内向，胆子也小，跟小朋友玩的时候，如果别人看上他的东西，直接就拿走了，他根本不敢吱声，也不知道去要。有的小朋友有侵略性，打一下或推一下他也跟没事似的。我担心他这样会被欺负，怎么样才能教育和改变他呢？

孩子被欺负，父母免不了会着急

随着宝宝年龄的不断增长，宝宝和同伴交往的机会也越来越多。小孩子的交往之间难免磕磕碰碰，于是不可避免地就会出现争执、打架之类的问题。有些孩子总是被欺负，为什么会这样呢？

孩子总是被欺负通常可能是孩子自身的性格、父母的教育方式以及孩子自身的态度造成的。有些孩子天生性格内向，比较安静、胆小，他们不知道如何与人相处，当被人欺负后，他们也不知道怎么办，不敢告诉家长或老师，

这样的性格就会造成孩子更多地被欺负。有的孩子比较大大咧咧，他们不在乎自己的东西，被人抢了玩具或是打了一两下根本不介意。有的父母平时脾气暴躁，喜怒无常，经常因为一点错误就训斥孩子，使孩子总处在一种不知所措的状态中，内心缺乏安全感，也不知道如何表达自己的情绪。这也会造成孩子常常被欺负。

无论孩子欺负别人或是被别人欺负，家长都会担心着急。尤其当家长看到自己的孩子被别的小孩欺负却软弱得不肯还手时，家长更是会火从心头起。

有些家长会不问青红皂白，直接插手去警告对方，更有的家长会直接动手教育别的小孩，他们认为：既然你的家长不教训你，那我就来管教你！这样短时间看来是出了一口气，但由于不了解真相，说不定自己的孩子犯错在先，这就容易造成孩子是非不分。而且由于父母出面保护，当孩子之间发生冲突时，孩子会习惯性地依赖父母，有时候还会因此造成自己孩子被其他小朋友孤立的状况。

而有的家长则会生气自己的孩子没用，鼓励孩子以牙还牙，对孩子说："你怎么这么笨，你为什么不揍他！"这其实是在传递给他们一个错误的社会交往方式，当孩子一旦形成习惯，以后会变得极具攻击性。这样的孩子，朋友比较少，对他将来的成长也是非常不利的。

其实，孩子们之间的打闹跟成人之间的打斗是有本质区别的，他们之间的打闹更多的带有游戏的成分，是一种玩耍。在玩耍的过程中，孩子们慢慢学会如何与其他的小朋友交往。小朋友的心思很单纯，他们没有什么吃亏与不吃亏的概念。我们常常能看见这样的情景：孩子们刚刚狠狠打了一架，一转眼，又跟没事人一样亲密无间地玩起来。只要能保证孩子的安全，没有必要把孩子们之间的打斗看得过于严重。

鼓励孩子结交更多朋友

孩子被欺负，有各种原因。建议观察孩子的反应，如果他没有受伤的感觉，可以暂时不管他，孩子会在与小伙伴冲突的过程中尝试去调整自己的社交模式。平时也要注意多引导孩子提高社交、游戏技巧，恰当表达自己的需求，也要懂得如何应对，如及时喊"停"、学会规避等，帮助他成为受欢迎的孩子。

（1）鼓励孩子多结交朋友

朋友越多，孩子就越能认识更多不同性格脾气的人，知道如何与不同的人打交道，这样既造就了孩子开朗的性格，无形中也让孩子学会了勇敢地面对挑战和挫折。

（2）不要让孩子间的摩擦演变成家长之间的冲突

当发现孩子被欺负超出了普通打闹的范围，家长应告诉孩子保护自己的方法。教孩子严肃大声地向对方表达抗议："我不喜欢你打我，你不可以再打我。"使对方知道打人的行为是不受欢迎的。

同时，你有必要把发生的事告诉孩子的老师，可以先问问孩子是愿意自己去告诉，还是由你去告诉。当然，你也可以联系这个"侵犯者"的家长，让他们知道发生的这些事情，并告诉他们，你希望这一切立即停止。

在联系家长时，一定要注意沟通的方式，切不可用指责的口气，否则会使矛盾升级。父母一定要控制自己的怒火，体谅其他孩子的年幼无知，与老师及对方父母商讨合理的解决方案。吵架可能会让孩子有样学样，从而造成反面教育。

不可否认，也有些家长觉得自己孩子欺负别人无所谓，只要他不被别人欺负就好。曾经认识过这样一对父母，孩子在幼儿园出了名的爱欺负人，由于经常接待那些上门告状的家长，孩子的父母已经麻木了，他们会直接拿出500元钱说：这是给你们补偿的医药费，要就要，不要后面可就没了！

面对这样的家长，就要采取一些特殊的方法。比如建议孩子尽量和其他小朋友在一起，侵犯者很少愿意向团体中的一个人挑衅。如果大家都孤立那个侵犯者，他也会觉得无趣。

孩子被欺负，是人际交往中的必然经历，孩子在欺负与被欺负的过程中会逐渐学会如何保护自己。对于家长来说，选择相信孩子比家长出面帮孩子解决问题往往更有效。

13. 孩子交了一个"坏"朋友

点点最近一块玩的朋友里有一个"坏孩子"。这个孩子性格暴躁，没有礼貌，喜欢讲脏话，还乱扔垃圾，也经常欺负比自己小的孩子，抢别人的玩具。他爷爷在旁边看着也不管。点点还特别喜欢跟这个孩子一块玩，小区就这么大，有时候躲都躲不开，究竟要怎么办呢？

孩子间的交往不分敌友

朋友是每个人生命中最为宝贵的财富，一个孩子只有经常和朋友们在一起，才能增进友谊。但有时候孩子会遇到一些大人眼中的"坏"孩子。

在仔哥3岁的时候，他也曾交到一个"坏"朋友。那是我们邻居的孩子磊磊，磊磊妈妈对磊磊的教育特别严格，当他与妈妈在一起的时候，特别听话，但磊磊妈妈工作特别忙，大多数时间磊磊都是在爷爷的带领下与小朋友一起玩。慢慢地，大家发现磊磊有很多不好的行为。比如他喜欢抢别人的玩具，乱扔垃圾，有时候还会故意用自行车撞比自己小的孩子。一般家长带着孩子在外面玩耍时，都会带一些吃的，小朋友互相分着吃。每次只要有零食拿出来，磊磊会毫不客气地把零食抓过来吃光。如果大人不给，他会主动要。下次见到这位家长，磊磊还会主动跑上前去问："你带吃的了吗？"最让我受不了的是，仔哥平时是一个很胆小的孩子，一般在下面玩耍，他都不会离开我们的视线范围。但他只要与磊磊在一起，就像一匹脱缰的野马，怎么喊都不听。有一次他们在前面飞快地骑着车，我在后面追得气喘吁吁的，怎么叫也不应。他们差点冲到马路上，当时对面正好开过来一辆车，幸好保安及时拦下来，我当时脸都吓白了。

我很不喜欢仔哥与磊磊一起玩，但大家是邻居，低头不见抬头见，总有碰面的时候。我很困惑为什么仔哥特别喜欢与磊磊在一起，更不知道到底要怎样避免这样的状况。一个朋友听说我的困惑后，告诉我，仔哥平时与我们在一起时，他的生活模式是固定的。当他与磊磊在一起时，会发现原来生活还可以这样啊，原来自己这样做会激怒父母，这让他觉得很放松，很有趣，让他体会到另一种生活，他自然会喜欢与这个小朋友在一起了。我问他要怎么做？朋友说：这个孩子真的是这么坏吗？他的身上有什么优点呢？顺其自然就好。我认真地想了想，确实如朋友所说，当我把焦点放在磊磊的缺点上时，我就看不见他的优点，更没有办法客观地评价他。

我决定不在仔哥面前评价磊磊，但会选择时机带仔哥出去玩。比如每天提前带仔哥出去散步，这样就会错开与磊磊碰面的时间，当我们回家时，磊磊才会出来。而且磊磊与妈妈在一起的时候特别守规矩，特别听话。有时候仔哥要求与磊磊一起玩，我也会尽量与磊磊妈妈先联系，当磊磊妈妈在的时候再带仔哥找磊磊玩。

与同龄伙伴交往是心理需要

孩子与同龄伙伴交往是正常的心理需要，家长最好不要给孩子太多的限制，这些限制会使孩子过早的功利世俗，到最后引起孩子的不满，也会出现叛逆心理，说不定还会影响孩子以后的交往能力。作为家长，当你认为自己的孩子交了所谓的"坏朋友"之后，应该要保持冷静，不能对孩子的"坏朋友"太偏激。

（1）尊重孩子的朋友

尊重孩子的朋友跟尊重孩子是一个道理。我们要分析这些孩子是"淘气、调皮捣蛋、不懂事、不听话、学习不好"型的所谓"坏"孩子，还是品德有问题的不良孩子。其实这都是大人贴上的标签。家长要针对不同情况，对孩子进行正确的交友指导。

（2）让孩子拥有交朋友的自由

孩子在交朋友方面本来就没有什么原则性。也许今天孩子和这个同学是好朋友，明天到了幼儿园又不是了，过几天又换了新的朋友，家长对此没必要大惊小怪。

（3）别轻易给孩子贴标签

很多时候，所谓的"坏孩子"是大人给孩子贴上的标签。当发现孩子交了一个"坏"朋友时，首先应保持冷静，花一些时间和精力去向别的孩子、家长了解对方的情况，在情况明确的基础上，再采取相应的措施。家长千万不要冲动，或是打骂孩子，或是当着孩子的面批评指正"坏"孩子。每个"坏孩子"其实背后都有一个"好孩子"，要能看到别人的缺点，更要能看到别人的优点，这样才能够拥有好朋友，也才更能让自己进步。

要让你的孩子知道，人没有完美的，缺点总是伴随着优点而存在的。就算是自己也一样，总有自己不擅长的，所以不要对别人太过于苛刻，教会孩子宽容和团结。不要鼓励孩子们做"独行侠"，而是应该让他们积极融入群体生活。懂得关心他人，与别人合作，这样才有利于孩子性格的长期发展。

14. 别人的东西不可以要

琪琪在幼儿园里是个很听话的孩子，妈妈并不怎么操心。可最近发生了一件事却让妈妈非常头疼，这天在帮她收拾小书包的时候发现书包里有个小皮球，可是家人从来没有给她买过这样的小皮球。妈妈问她从哪里来的，琪琪说是同班小朋友媛媛的，她觉得好玩就拿回来了。妈妈听了后很吃惊也很生气，狠狠地批评了琪琪。第二天一早送琪琪去幼儿园的时候，妈妈让琪琪把小皮球还给了媛媛。

别人的东西不能要

孩子往往很难分辨什么东西是自己的，什么东西是别人的。只要他喜欢，他觉得好玩，他想要的，他都可能通通拿走据为己有。这种行为在孩子小的时候是很正常的，但家人却不能纵容。有时孩子虽然知道"拿别人的东西是不对的"，但由于他们缺乏自控力，哪怕知道不对，碰到自己喜欢的东西还是会忍不住拿走，并且不会考虑任何后果。案例中的琪琪就是如此，她觉得小皮球很好玩就拿回家了，不会考虑到媛媛会哭，会很难过。那么家长在这方面到底应该怎样教育孩子呢？

在孩子还无法正常行走的时候，他们的活动范围很小，基本上全局限在一个"家"的范围里，这个时候，孩子会觉得眼前的一切都是自己的，甚至妈妈和爸爸都是他的。如果说我们父母能从家庭内部开始，就很好地帮孩子区分什么是"你的""我的""他的"这种概念，那么随着孩子长大，走出自

己 "家" 的范围后，他也就会更容易形成 "别人的东西不可以拿，自己的东西才可以自由支配" 这样的观念。我记得仔哥第一次刷牙的时候，我告诉仔哥，这个小牙刷是你的，红色的是妈妈的，蓝色的是爸爸的，不能乱拿，乱拿了妈妈找不到自己牙刷会着急的。包括教孩子区分爸爸妈妈和自己的衣服、鞋子与用品。这种区分会让孩子渐渐明白有些东西不是自己的。

那么对于不是自己的东西该怎样对待呢？孩子不知道怎样对待才正确，但我们大人可以为他做一个好的示范，从我们自身做起，先尊重孩子的物品持有权。比如说孩子手里的糖果要征得他的同意才能分给别的小朋友。比如当我对仔哥说："把你的糖果分一颗给小弟弟好吗？" 有时候他会很开心地同意，有时又很不情愿，不管哪种情况，我从来不硬从他手里夺取东西。是属于孩子的东西就应该让孩子自己做主，哪怕是父母也不能自作主张地处理他的东西。当孩子的这种权利得到尊重的时候，他自然也会用相同的态度对待别人的物品，"不轻易去夺取别人的东西，想要也要征得同意" 这种观念很容易就形成了。

孩子拿走别人的东西父母怎么处理

（1）不要用粗暴的方式对待孩子

孩子拿走别人的玩具或者其他东西，他只知道自己喜欢，但无法预计产生的后果。如果父母这时用粗暴的方式对待孩子，不仅不能解决问题，还会让孩子感觉内心很受伤。所以父母要用和缓的方式告知孩子，为什么不能拿别人的东西。比如对他说，你拿了这个小皮球，媛媛找不到会难过，会哭。琪琪不想让媛媛哭对不对？通过循循善诱的方式让孩子意识到自己的错误。

（2）用不伤害孩子的方式把东西还回去

在和孩子讲清楚道理后，应该鼓励孩子和父母一起把物品亲自归还，但一定要注意方式，不要在对方面前伤害到孩子的自尊。

（3）通过游戏的方式让孩子去思考

父母可以分别扮演角色。比如爸爸扮演小熊，妈妈扮演小兔子，小熊悄悄拿走了小兔子的零食，这时候问孩子，你觉得小熊做得对吗？如果小熊想吃的话，应该怎样跟小兔子商量呢？多让孩子去思考这样的问题，这样他就不容易再犯这样的错误了。

15. 家有小小"电视迷"

茉茉今年3岁半，已经上幼儿园了。但让妈妈头疼的是，孩子特别痴迷于电视，每天放学回家的第一件事就是打开电视，看动画片，父母吩咐什么就跟听不见似的，有时甚至吃饭都要把饭菜端到电视前面才行。有一天妈妈生气地把电视给关掉了，茉茉大哭大闹，死活不吃饭，无奈之下妈妈又只好把电视打开。面对茉茉这样的"电视迷"，妈妈很无奈。

接触电视前先培养孩子的其他兴趣

到现在为止，我还记得我小时候爱看的某些少儿电视节目，甚至对主持人的印象都还非常深刻。小时候我每天回到家的第一件事就是把作业本摊开，同时也把电视打开，估摸着爸妈快回家了，就赶紧把电视关掉，假装一直在写作业。这样的事有几个人没干过呢？可能案例中的茉茉，就是曾经的自己吧！

直到后来长大，成为了一名妈妈，我才真正站在妈妈的角度看待孩子痴迷电视的行为。沉迷电视确实对孩子是一种伤害，比如说影响孩子的视力、交往能力，甚至还限制孩子的想象力，所以案例中妈妈担心茉茉不无道理。但为什么孩子就这么容易沉迷于电视之中呢？这是因为孩子天生就对颜色、声音比较敏感，出生后不久就喜欢对着五颜六色的电视画面，一旦让他们坐在电视面前，他们就会非常安静地盯着电视看，表现出极大的兴趣。父母似乎也看出了这一点，所以有的父母在忙家务或者孩子哭闹时，就把孩子放在电视机面前，通过电视吸引孩子的注意力。这时候孩子不再黏着妈妈了，也不再哭闹了，妈妈看似终于脱身了，但其实这个举动很可能带来更大的麻烦，孩子沉迷电视，成了名副其实的"电视迷"。

仔哥3岁后开始接触电视，因为家里摆着这个家伙，绝对禁止其实是不可能的，也不合理，而且绝对禁止只会让他更加好奇，更想看。所以当仔哥

174

以商量的口吻跟我说，妈妈，看两集奥特曼可以吗？我可以看托马斯吗？对于仔哥这样的要求，我通常都会答应，但我会提前跟他说好，只能看两集，或者三集，提前规定好数量或时间，哪怕到时耍赖也不行。不过仔哥在看电视这件事上也从来没有耍赖过，很遵守这个约定。我想一方面是我们的限制在起作用，另外更多的是因为在仔哥接触电视之前，我们就发掘培养了他对书籍的兴趣，这是最重要的。在孩子3岁之前，我和仔哥爸爸下班后从来不会开电视的，一般是先陪他玩游戏，吃完饭之后一个人去收拾家务，而另一个人就给他讲故事，看着他聚精会神的样子，我特别有成就感。既然书中的世界能给他带来这么大的快乐，他又怎么会痴迷电视呢？所以，如果可以的话，父母应该尽量在孩子接触电视前，挖掘培养他其他任何一方面的兴趣，比如看书、堆模型、玩游戏、唱歌、跳舞、画画等，当孩子真正有一项自己感兴趣的事情时，电视对他的吸引力必然会减弱，哪怕看，也不会沉迷其中。

大多数情况下，年轻的妈妈是不会让孩子长时间看电视的。但照顾孩子心有余而力不足的爷爷奶奶，对待孩子敷衍了事的保姆，的确存在放纵孩子看电视的问题。在照顾孩子累得筋疲力尽时，抚养人让孩子坐到电视机前看电视的情况太多了。

仔哥看电视的时候，我会陪他一起看，边看边聊，为什么主人公会这么做，从孩子的角度看，故事会怎么发展，等等，就这样一直不停地交流。电视是一种被动性媒体，孩子看电视时，可以不动脑筋地观看，是被动地接受。但通过父母和孩子边看边讨论的过程，就可以让孩子边看边思考。

此外，对于影视节目也要严格限制，只让孩子看有教育意义的动画片和儿童节目，而且还要规定时间。为了拒绝电视的诱惑，在规定孩子不能看电视的时间里可以拔掉电源。

即使父母和孩子一起看电视，也不要让孩子看太长时间。美国一项研究表明，孩子每天看电视的时间超过3小时，阅读能力会大幅下降。因为孩子看电视的时间过长，通过阅读、写作等其他方式培养学习能力的时间就相对减少了。

此外，如果孩子沉迷于电视这种让人被动接受的媒体，会慢慢变得不愿自己思考，只喜欢用眼睛看，用耳朵听，讨厌动脑筋想问题及用语言表达。

因为讨厌就不去做，如此循环往复，孩子的语言发育也会出现问题。因为语言发育必须通过与别人沟通才能完成，只是被动地看和听是无法学好语言的。

除了培养孩子至少一项兴趣外，父母也要以身作则。如果父母们自己每天看电视到很晚，周末也沉迷其中，在这样的环境下，孩子也会跟着看，对父母苦口婆心的"说教"根本不会放在心上。所以除了限制孩子看电视的时间，父母看电视的时间也应限制在两小时内。

如果家里有个小小"电视迷"

（1）帮孩子及早寻找到新的乐趣

如果孩子有了电视以外新的乐趣，沉迷于电视的时间也自然会减少。我曾看到过一位妈妈，因为孩子爱看电视而不做作业让她很头痛，偶然一次机会，她翻到孩子的语文课本，发现他在课本页码处画了好多小人儿，由此她发现了孩子对绘画的兴趣，因此她鼓励孩子去画画，并且给他一些指导，慢慢地孩子也不再整天沉迷电视了。所以帮孩子找到新的乐趣很重要。

（2）和孩子约定好看电视的时间

"约定"是双方同意的，如果父母单方面制定一个看电视的时间，这不叫"约定"，孩子内心也不会服气。所以在孩子看电视之前，就应该和他商量每天到底看多久，半小时还是一个小时，或者约定好只看完某个节目。约定好后可以拉钩，让他意识到是必须要遵守的，不许反悔。接下来父母只要严格执行就可以了。

（3）通过故事让孩子知道电视的危害

父母可以通过讲故事的方式让孩子知道看电视的危害，而不是板起面孔讲道理。比如说把这些道理融入到他喜欢的故事中，在故事中加入这样的话语：小熊经常爱看电视，所以眼睛现在都看不清楚了，你说该怎么办呢？这样寓教于乐的方式是孩子易于接受的。并且通过故事他会不知不觉地明白，长时间看电视是对眼睛不好的。

（4）父母也要控制看电视的时间

我们一直都在说，孩子是特别善于模仿的。所以，既然我们要求孩子少看电视，那么大人也自然要限制自己看电视的时间。如果大人沉迷于电视之中，怎么能说服孩子遵守"约定"呢？父母自己首先做到，才可以有权要求孩子。

16. 阅读习惯，从现在开始培养

小磊今年4岁，爸爸妈妈晚饭后必不可少的活动一定是阅读，在这样的环境下，小磊从小也对阅读产生了浓厚的兴趣。家里的漫画册，小磊过生日时爸爸妈妈送的书籍等差不多已经累积了一大箱。在进入幼儿园后，老师也发现小磊的理解能力、表达能力都要比同龄孩子出众许多，看来阅读对孩子的影响力是不容小觑的。

让孩子爱上阅读

我一直觉得，要想激发孩子的阅读兴趣，培养孩子的阅读习惯，最好的办法就是给他一个充满书香的环境。如果父母自身就有阅读的习惯，那当然就更完美了！在这样的环境下，孩子不爱上阅读都很难。案例中的小磊，就是一个很好的例子，孩子在满是书香的氛围里，会潜移默化地爱上阅读。不管多么闹腾的孩子，如果他能在拿到自己喜欢的书的那一刻变得安静专注起来，那么父母可以确定，孩子阅读习惯的培养是非常成功的。

阅读能提高孩子的理解力、表达能力，而且还能培养孩子的想象力，阅读的时候孩子会通过想象自动把书中的文字内容变成一幅幅画面。阅读能滋养孩子的心灵，拓宽孩子的视野……我想，阅读的好处应该比我预想的还要多得多吧。但哪怕撇去这种种好处，孩子也终有一天会明白，阅读带来的那些乐趣和最初的那种美好感觉，是其他任何事情都取代不了的。

在仔哥最初开始接触阅读的时候，我和仔哥爸爸一般都陪在他身边，绘声绘色地给他朗读，这种方式通常很容易引发孩子对书中内容的兴趣，哪怕仔哥正在玩别的，也会立马被我或者爸爸的声音吸引过来。他特别喜欢托马斯系列的书籍，每天晚上都要求爸爸给他讲里面的故事，仔哥的习惯是，一个故事反复地听，听很多遍才满足，而爸爸就在一边不厌其烦地一遍遍地讲。

这种亲子阅读，不管从哪个角度看，都觉得是一幅非常美的画面。我想这也是父母引领孩子进入阅读世界最好的方式吧！

当仔哥爱上阅读，并且能自己看懂一些内容的时候，我更多的则是愿意留给他一些自主的时间去阅读，并且不轻易打搅他。记得有一次我去幼儿园接他放学，从窗口望去发现仔哥正在图书角聚精会神地看一本图画书，看到这一幕我会心地笑了，一直在窗外等着他，直到他看完。在家的时候，我们也同样给他这样一个安静的读书空间。

除了给孩子创造一个读书空间外，父母在孩子最初接触阅读的时候，应该尽量少对孩子提一些要求，孩子喜欢读什么就让他读什么，不要指手画脚地指定孩子应该读什么，不应该读什么。尊重孩子的阅读喜好，保护他们刚刚萌发的阅读兴趣才是父母最应该做的。

创造有趣的阅读体验

"有趣"比"有用"更能吸引孩子，所以在孩子最初接触阅读时，我们只要让孩子觉得有趣就可以了。

（1）绘声绘色地朗读

父母绘声绘色地给孩子朗读，会让孩子对书籍产生很浓厚的兴趣。原来书里可以有这么精彩的故事呢！虽然小孩子无法自己去阅读文字性的东西，但父母可以帮助他进入书的世界去了解。他在书中认识了大灰狼，认识了可爱的兔子，认识了小熊维尼，认识了托马斯，等等，这些欢乐都是书带给他的。

（2）让孩子自己思考结果

在给孩子朗读的时候，父母可以故意不告诉他结尾，给他留下一个悬念，让他自己去想，这个想的过程会特别有趣，这也让孩子特别期待下一次的阅读。孩子想的答案可能千奇百怪，但父母一定要鼓励孩子去创造一个新的结尾。如果有可能还可以把这个新的结尾记录下来作一个美好的纪念。

（3）让孩子给你讲故事

孩子到了一定的年龄，会有一种给别人讲故事的欲望，我小时候就是这样，最大的快乐就是在放学的路上给别的小朋友讲故事。在这个过程当中，孩子自己会觉得特别有趣，当看到别人听得很入神的时候，自己会觉得很有成就感。

17. 让孩子早日学理财

媛媛今年5岁，虽然家境一般，但在父母和爷爷奶奶的娇宠下，逐渐养成了一个坏习惯，花钱大手大脚，隔三差五总向父母要零花钱买这买那，父母虽然不太清楚给她的钱究竟是怎么花的，但总是尽量满足，觉得再穷不能穷孩子啊！

理财，从珍惜财富开始

从仔哥记事起，我就给他买了一个小猪形状的储蓄罐，把他用不完的零花钱放在储蓄罐里，并告诉他，这些钱是用来买他自己喜欢的玩具的，是由他自己自由支配的。因此仔哥对他的零花钱格外关注，每天把钱放进罐子里后都会开心地晃一晃，很有成就感地看着我说，我有钱了就去买托马斯，买奥特曼……

有一天我们全家去超市，仔哥看中了一个汽车模型，说妈妈我想要这个，我看了看价格要三百多，我跟他商量说，可你的钱还不够啊，等我们攒够钱了再来买回家好吗？虽然仔哥很想要，但我还是坚决拉着极不情愿的他离开了。

很多父母都有这样的观念：再穷也不能穷孩子。我们做父母的可以省吃俭用，但孩子得吃好喝好玩好，不能有一点点委屈。还有的父母从小经历了苦日子，现在生活条件好了，就发誓再也不要让孩子苦着了，所以孩子要什么给什么。还有的父母本身家境富裕，孩子的需求更是不在话下，一应满足。可我为什么一定要这么坚持呢？

因为我的亲身经历告诉我，自己赚钱或攒钱买某样东西，和父母给钱买某样东西的感觉是完全不一样的。在我上学的时候，还是父母按月寄钱给我零花，每当拿到父母寄给我的钱，我考虑更多的是，这五百块钱能用多久？

能买哪些我心爱的物品呢？可当我毕业开始工作后，就必须要靠自己的工资来养活自己了。在刚毕业实习期时，我的工资很少，当我拿到微薄的工资时，更多的是考虑怎样才能把每一分钱花得更值。所以，只有我们自己付出劳动获得的金钱，我们才会更懂得珍惜。

虽然说仔哥在当时小小的年龄里还无法真正地通过劳动来赚钱，但是却可以通过积攒零花钱的方式告诉他，要想获得他心爱的玩具，他也必须要忍耐、要等待才可以。有付出才会有回报，天下没有免费的午餐。

有一句话说得好："除了阳光和空气是大自然赐予的，其他一切都要通过劳动获得。"这便是我们应该让孩子懂得的。

让孩子早知道的几个金钱观念

（1）钱不是取之不尽的，要靠劳动才能换来

钱是从哪里来的？也许在孩子小小的脑袋里有过无数次这样的疑惑，所以在孩子知道钱的作用，知道钱可以买玩具、买零食、买新衣服的时候，父母就应该告诉孩子，钱是靠劳动换来的，不是取不完用不完的。比如在 ATM 机上取钱的时候，父母可以告诉孩子，钱是爸爸妈妈劳动换来后存在机器里的，要用的时候才可以取出来用。如果没有存进去，也就没有钱取了！

（2）要有节制地花钱

提前规定好每一周或者每一个月零花钱的一个合理数目，教孩子把这些零花钱都存起来，并且告诉孩子，这些钱是用来买他喜欢的玩具和零食的，但花完了就没有了，要下一周或者下一个月才有新的零花钱给他。这样，孩子在花钱的时候也会逐渐意识到，钱不是随便张口就能要来的，是有规定的使用规则的。如果孩子的零花钱只剩下五十元了，但孩子非常喜欢的一个毛绒玩具需要一百元，父母可以明确地告诉他，等零花钱攒够一百了再买好吗？这样的方式会逐渐让孩子养成花钱有节制的好习惯。

（3）钱可以买很多东西，但也有钱买不到的

我们应该告诉孩子，钱可以买到很多东西，但也有买不到的，比如说爸爸妈妈对你的爱，你对爸爸妈妈的爱都是钱买不来的。所以要培养孩子正确

的金钱观念，不能让孩子掉到"钱眼儿"里去。有的家长通过让孩子做家务来赚钱，结果造成有的孩子不给钱就不做任何事，这样教育的目的就走偏了。一定要告诉孩子，你是家里的一分子，爸爸妈妈爱你，你爱爸爸妈妈，这份爱比钱珍贵得多，所以你为家里做事是应当的。

18. 孩子不爱上幼儿园怎么办

妞妞今年3岁，妈妈把她送进了附近的幼儿园，但每次送孩子上幼儿园她都哭着闹着不愿意去，使劲地攥着妈妈的手不肯松开。但没办法只能狠下心，想老师哄哄她，和小朋友玩玩应该就好了吧。可有时候下班去接她，看她眼圈还是红红的，跟小兔子似的……老师说她午饭也不好好吃，妈妈听了更心疼了！

上幼儿园的不适症状

仔哥第一天上幼儿园的时候，非常开心！他甚至还没有意识到，这是和爸爸妈妈的第一次正式分离。他只知道，妈妈告诉他幼儿园里有好多小朋友，有好多好玩的玩具……在刚迈入幼儿园的大门时，仔哥还一脸轻松，但我发现自己的心已经在怦怦乱跳了！本来预想了好多要和老师交代的内容，但当把仔哥的手交到老师手里的那一刻，却发现自己本来想说的话一句也记不起来了！我故作轻松地跟仔哥挥手说再见，叮嘱他在幼儿园里听老师的话，妈妈下午来接他。这一刻仔哥最初的好奇兴奋也全都不见了！紧绷的小脸儿显得非常严肃，他似乎意识到了一个问题，他要待在一个叫"幼儿园"的陌生地方，并且妈妈也即将离开。当我转身离开的那一刻，仔哥终于绷不住了，哭声震耳！

仔哥的幼儿园生活就在前半段的兴奋和后半段的哭闹中开始了，而哭闹差不多是每个孩子进入幼儿园必不可少的一个前奏，也有不少孩子不仅哭闹，而且还食欲下降或者挑三拣四。对于孩子的种种不适，我们作为家长自然也和孩子一样遭受着煎熬。孩子在家是手心里的一块宝，而现在他在幼儿园里哭闹不安，吃不好玩不好，妈妈怎么能不心疼呢！原本我想只要过一个星期就好了，可没想到仔哥在上幼儿园的第二周就生病了，感冒的症状还很明显，没办法，只得打电话跟幼儿园老师请假。仔哥爸爸调侃似地跟我说，心理不适现在已经转化成生理不适了。

孩子上幼儿园为什么会出现这么多的"不适症状"呢？

其实这不难理解，孩子从一出生就有父母的陪伴，并在一个固定的熟悉环境下成长。而上幼儿园，就意味着孩子要独自去适应一个全新的环境了！在这里，老师和小朋友都是陌生的，所以孩子多少都会感到惶恐和紧张，除了适应新的环境，随之而来的生活规律也全都改变了，孩子们不可能像原来在家一样随心所欲地玩耍、嬉戏，想去哪里就去哪里。对于大多数幼儿来说，进入幼儿园将会第一次面临规章制度的约束，所以不管从哪个方面来说，孩子的种种"不适"都是可以理解的。

面对孩子的种种不适，我们家长更多的是需要一些耐心，在耐心的基础上，我们也要讲求方法和策略，最终目的则是和孩子站在一起，一起打赢克服"幼儿园不适症"这一仗。

让孩子更快地适应幼儿园

（1）提前进入"幼儿园状态"

孩子入园后的吃喝拉撒基本上都需要在幼儿园里自主解决，由老师们协助。但老师管理一大帮孩子精力也非常有限，孩子就不可能像在家一样享受"一对一"的服务了。所以在上幼儿园之前，父母至少应该提前三个月训练孩子如何跟老师和小朋友表达自己的需要，并且让他自己学习上厕所、吃饭等基本的技能。这样到了幼儿园不至于尿裤子，也不至于吃不饱。

（2）以积极的方式引导孩子

孩子到了幼儿园后，父母通常有一百个不放心，但不管如何，父母千万不要把这种"不放心"的情绪带给孩子，因为孩子面临新的环境本来就处在一种戒备紧张的状态，父母的"不放心"可能会更加强化孩子的这种状态。同时父母也不要用一些消极方式问孩子在园里的情况，比如说，今天有小朋友欺负你吗？今天迟到老师批评你了吗？今天不会又尿裤子了吧？尽量不要用这些消极的问题来问孩子，可以换个方式问，比如，今天在幼儿园里玩什么游戏啦？今天的午餐好吃吗？

（3）家长不要有补偿心理

孩子每天从幼儿园回家后，家人不要太宠和太迁就，要用平常心对待。如果孩子一回家父母就搂在怀里左问右问，就跟孩子真的去幼儿园受了一天罪似的，这样反而加深了孩子更不喜欢幼儿园的想法。

工作在右

> 现在很多女性生育孩子都相对较晚，当孩子逐渐长大时，妈妈也会发现自己正在一点一点变老。当90后都开始出来打拼的时候，大龄妈妈在职场上自然失去了很多竞争力。如何处理已经到来的职业危机？如何面对职场中的种种问题？如果自己要创业，又要如何在孩子与工作中找寻平衡呢？

1. 妈妈这个角色，让我更有职场竞争力

悦悦现在在公司的业务部已经能独当一面了。但回想当初生育后刚回公司时的那个状态，她却感慨良多，那时候工作真是一点头绪都没有啊！好在最终找到了方向。现在回过头来看，她最感谢的还是上天给了她做妈妈的机会，让她真切感受到了孩子给她的强大推动力。

职场妈妈的优势大于劣势

大多数人对刚回职场的妈妈们的表现并不乐观，或者对其能力不信任，因为女人生育后给身心带来的副作用确实在一定程度上会影响到工作，但是不是说生育后的妈妈回到职场，就一定要背负着自己"技不如人"的心态去

面对工作呢？如果真的如此，那么也只是职场妈妈一时还没有明白自己的优势而已。

虽然我们看到过生育后回到公司职位降低甚至职位不保的不公平现象，但其中也不乏一些妈妈回到职场后，像悦悦那样，经过一段时间的适应后，事业慢慢地走向了一个更高的平台，孩子和事业两不误。悦悦大概就是生育后妈妈都羡慕的一个典范吧。其实，归根结底，一切都是孩子带来的变化。

有位作家曾经说过，一个人无论见过多大世面，从事多大事业，在初当父母的日子里，都不能不感到自己面前突然打开了一个全新的世界。作者写得很动人，小生命确实引领我们看到一个新的世界，不去经历真的很难体会。有朋友跟我说，在生育了孩子后，觉得自己成为了最幸福的人，在工作上反而没有原来那么急功近利了，更能平心静气地做事。而我的感受是，自从有了仔哥以后，我没有了从前的那些不切实际的幻想，变得更踏实了，也学会了给自己设置明确的目标。包括我的姐妹也曾跟我说，现在她工作更有动力啦！孩子让她变得无比强大，不懂的就学，很多困难都能克服了！

职场妈妈与初出茅庐的小女生相比，能更切合实际地设置目标，这使得她们能够排除各种干扰，专注地对待本职工作。并且身为人母的责任感，使她们也不会像小女生那样任凭自己的喜好和心情随意对待工作，更懂得对一份工作负有自己的本分和责任。并且她们在工作中表现出来的耐心和毅力，细心稳妥的处事之道，这些都是她们的优势。更重要的是，在经历生育后，她们对生命的认识更加深刻，骨子里更多了一份淡定和从容。所以，每个孩子都是妈妈的小福星。妈妈们在回到工作岗位后，一定要对自己有信心，扬长避短，把妈妈的优势发挥到极致。

如何发现自己的优势

（1）朋友或家人往往最了解你

自己看自己难，难就难在"只缘身在此山中"。朋友或者家人往往是生活中最了解你的一群人，也是跟你最有感情的一群人，你的优点她们通常最了解，所以，朋友和家人能帮助你发现自己的优势。

（2）别忽略同事的意见或评价

虽然朋友、家人可以帮助你了解自己，但他们的看法通常带有更多的感性，所以职场妈妈也不能忽略同事的意见和评价，因为同事往往会更客观，而且也容易看到你工作中的表现。

（3）在养育孩子的过程中发现自己

职场妈妈在养育孩子的过程中，对孩子的爱能使妈妈迸发出连自己都难以想象的潜能。所以养育孩子的过程，也是职场妈妈不断发现自己潜在能力和优势的一个过程。

2. 积极面对工作，忘掉无谓的内疚感

丽娜周末在带孩子去小区散步的时候，碰到隔壁阳阳的妈妈，两个孩子差不多大小，在一起玩了起来，两个大人也在一边聊了起来。阳阳妈妈说，之前也有不错的工作，有了孩子后她现在全职在家照顾孩子，每天的工作就是孩子的饮食啊，智力开发啊，上早教班啊，等等，看似抱怨却又很满足的一番谈论。丽娜回到家心里怎么想都不是滋味，接下来一周的工作也心不在焉的，她在想，同样是妈妈，自己为孩子做的是不是太少了？

工作，不是做一个好妈妈的障碍

像丽娜一样的妈妈其实非常多，她们真的不如全职妈妈那样爱孩子吗？肯定不是，她们对孩子的爱不比全职妈妈少一分一毫。作为职场妈妈的我知道，曾经有一段时间我恨不得把自己劈成两半，全心地陪在孩子身边。我相信大多数职场妈妈也和我一样有过这样的想法。

虽然我们也同样爱孩子，可我们必须得承认，全职妈妈陪在孩子身边的时间确实是职场妈妈永远都无法比的，就像阳阳妈妈一样，小到孩子的饮食、穿衣、出行，甚至对于孩子上什么早教班，她们都有足够的时间去一一为孩子比较、挑选，给孩子最细致最周到的照顾。在这样的慈母的压力下，我们不禁会怀疑，我真的是个好妈妈吗？内心的愧疚、纠结像一座大山一样压着

自己，当我们再一次面对工作的时候，我们对工作产生了消极的情绪，我们甚至开始抱怨工作，因为它仿佛成为了我们做好妈妈的一个障碍。

在我们的传统观念里，慈母就是那个对你的吃穿住行照料得无微不至，早上把你送出门，晚上给你做好饭等你回来的那个人……所以当我们长大成家后，尽管我们也接受很多新的观念和思想，但几千年的传统慈母的形象还是根深蒂固地留在我们每个人的脑海里。

多年前我看过一则小故事：两个妈妈在一起谈论孩子的教育，一位妈妈的孩子学习成绩特别好，另一位妈妈就很羡慕地向她请教，说你到底是怎么教育你们家孩子的，成绩那么好！我们家孩子怎么都不行。这位妈妈就神秘兮兮地笑着跟她说，其实很简单！然后又说，每天晚上孩子在灯下写作业，她就在旁边一边看着一边干活。孩子看到妈妈很累就跑过来说，妈妈我来帮你吧！她一把推过孩子严肃地对他说，妈妈一辈子这么辛苦都是为了你，但是妈妈都不怕，只要你好好学习就是对妈妈最好的报答……然后孩子就低着头回去继续学习了。这位母亲可谓用心良苦，但我在想，这位母亲用一生的言行表达的"为了你我牺牲了一切"的爱，是否让孩子感觉太过沉重了？这样的孩子，他有快乐的能力吗？

所以，新时代的慈母，不一定非要做时时陪在孩子身边的全职妈妈。她们也可以有工作，她们有自己独特的一份价值存在，并且能保证在工作之余有一定的时间陪伴孩子，关心孩子，其实这是爱孩子的另一种更好的方式。工作，并不是做一个好妈妈的障碍，反而，职场妈妈更要积极地面对工作，坚守自己的那一份价值，让孩子在更轻松、更快乐的氛围中茁壮成长！

怎样平衡工作和孩子的关系

（1）规划好你的业余时间

职场妈妈工作之余还会有很多繁杂的事务，一个管理不好时间的妈妈很可能把生活、工作同时弄得一团糟，所以职场妈妈必须要安排好自己工作之余的时间，安排多少时间做家务，多少时间处理自己的私事，多少时间陪孩子……而且在这些安排中，职场妈妈首先要把陪孩子这件事放在首位。

（2）回到家尽量关掉你的电话

突然响起来的电话铃声，通常会打扰到我们当下做的事情，不管是工作电话还是其他电话都是如此。如果和孩子玩得正开心，一个电话可能让你的兴致全无，所以职场妈妈回到家尽量关掉手机。

（3）同一时间段只做一件事

在陪伴孩子的时间里，职场妈妈就要放下手中的其他事，百分之百的给孩子关注和陪伴。同样，在工作阶段就要百分之百的将时间用到工作上，尽量不要被其他事情打扰。把工作和孩子分开来，如果相互掺到一起，对工作、对孩子都不是好的方式。

（4）养成雷厉风行的做事习惯

做事拖沓的习惯会让你本来半个小时做完的事却花费一个小时，所以不管是在工作上还是家庭中，职场妈妈能立即完成的事情，就不要找借口拖延。可以把重要的事情先列出来，时刻提醒自己，也可以让身边的人监督你，这样会更好。

3. 升职机会，抓住就不要放过

林立是名牌大学毕业，人缘很好，工作和适应能力都很强，她的成绩有目共睹。最近项目经理外派，这个位置空了出来，大家都认为非林立莫属。让人意外的是，公司最终选择了与林立差不多时间进公司的周媛。周媛的能力不错，但生完孩子后对工作始终有点不在状态，公司为什么会选择她，这让人百思不得其解。

最后 HR 的一席话让大家恍然大悟：林立刚刚结婚，可能会很快要孩子。而周媛虽然常常因为孩子而分心，但她的孩子马上就上幼儿园了，能够投入全部的心思在工作上。看来职场妈妈也并非完全没有竞争力啊！

升职，你准备好了吗

多年前有这样一篇报道，说女人比男人更害怕成功。因为女性害怕成功会引起人际关系的敏感或疏离，特别是成年女性会认为成就可能造成家庭不幸福、夫妻关系不和谐，等等。但时代在发展，随着大多数女性受教育程度的提高，自身认知能力的提高，很多职场妈妈已经不再畏惧成功了，包括升职这件事！她们不但不畏惧，反而在极力争取，为自己也为孩子创造更好的条件，这也是女性的一个很大进步。

细心的人可能会发现，现在各行业女性领导者在逐年增加，包括我自己身边就有女性领导；女性题材的影视剧很受欢迎，很多人爱看；女性升职类的书籍也同样多如牛毛，很是热门。这些说明已经有越来越多的女性进入职场，对于升职这个话题她们也或多或少地在关注，而且一旦升职机会到来，职场妈妈都希望紧紧抓住。但机会来得快去得也快，到底该如何抓住呢？

在这个曾经一直以男性为主导的职场中，我给职场妈妈的建议是，首先可以借鉴别人的一些升职的经验和方法，但不断探索、尝试，找到适合自己的方式更加重要。另外一方面，机会总是留给有准备的人，所以职场妈妈与其为升职机会摆在眼前不知道如何抓住而苦恼，还不如在平时，一点一滴地把准备做足，机会来临的时候才能更从容、更轻松地抓住。

职场妈妈升职前的准备

（1）找对方向比设置目标更重要

如果一位职场妈妈的优势和兴趣都在专业知识上，那给自己设置销售主管的目标就明显不合理了。一个企业包含多个不同类型的工作，有的人就适合做人事工作，有的人适合做销售工作，有的人适合管理工作，不管是哪一方面的工作，都有优秀者存在，所以职场妈妈要先找到适合自己发展的方向，然后再考虑目标的设定。

（2）升值，才能升职

职场妈妈的专业技能、管理能力等综合素质的提升，是获得升职的必备条件。很少有老板会放心地把重要事务交给一个才能平庸的人，所以职场妈妈在平时的工作中，要有意识地累积目标职位必备的才能。

（3）向男人学习

向男人学习，不一定是学习男人升职的经验，职场妈妈不妨学习一些男性的特质。男性特质多表现为"工具性特质"，比如强壮、干练、理性；而女性特质多是"表现性特质"，比如温柔、体贴等。在职场中，女性不妨多培养自己的男性特质，女性特质的过度表现不利于升职。

（4）贵人无处不在

"贵人"无处不在，许多巧合、偶然都可能将自己推向另一个高峰，不要轻忽任何一个人，也不要疏忽任何一个可以助人的机会。学习对每一个人都热情相待，学习把每一件事都做到完善，学习对每一个机会都充满感激。在升职的道路上，多一个人支持就是多一份力量。

升职后的职场妈妈会比普通职场妈妈更累，升职后是有了更高的收入、更好的发展，但相应的责任同样更重了。所以职场妈妈升职后，更需要平衡好工作和孩子的关系。

4. 对待下属要以身作则

敏敏是一家民营 IT 公司的业务经理，平时工作很忙。自从家里带孩子的保姆走了后，她就常常迟到，本来 9 点上班，一般 9：40 以后才到。这样的状况持续了蛮长一段时间。那天出了新状况，一向晚到的她准时出现在了公司，却惊讶地发现业务部除了两个新人到岗，其他人都没到，顿时火冒三丈，等所有人到齐后劈头盖脸地训了下属一顿。但私底下其实大多数人心里都不服气。

身教重于言教

在职场中，如果作为妈妈的你已经做到职场的中层管理岗位，首先，我觉得这样的妈妈了不起，很能干！但另一方面，也意味着妈妈需要用更高更严格的标准对待自己。那么该怎样领导你的下属？我想有一点和教育孩子是一样的，那就是你希望对方做到的，自己要先做到。就像案例中的敏敏一样，她的训斥为何大多数人心里不服？因为她自己都没做到，又怎么能苛求别人呢？虽然这是一个很简单的道理，很多人也都明白，但做起来却并不容易。

我们常常说在孩子的教育中要"言传身教"，但却不是每个妈妈都能做到。自己打麻将的妈妈要求孩子在屋里背书，自己都说谎的妈妈要求孩子要诚实，自己都不孝顺的妈妈要求孩子孝顺……也许你看到这里会感到好笑，但这些例子在生活中又何尝不是随处可见呢？

就拿我来说，仔哥小的时候我是不让他看电视的，因为怕影响孩子的视力。但到了周末，趁着仔哥睡午觉的时候，我有时也忍不住打开电视，看看有没有什么好的节目。我一直在想"言传身教"为什么做起来会有难度，我自己也分析过，因为作为大人的我们，很多习惯已经养成，已经是生活中的一种常态。比方说我见过一位爱打麻将的妈妈，平常的休息时间就把街坊邻居拉过来凑一桌，一打就是大半天。可想而知，孩子长期在这样的环境下成长肯定有很多不利的，虽然妈妈嘴上要求孩子要学习要背书，但在妈妈的实际行为影响下，也许孩子在对书本感兴趣之前，已经先对麻将感兴趣了。

在工作中也是同样的道理，下属就跟孩子一样，对他们影响最大的一定是你的实际行动，想要让下属达到自己的要求或标准，自己一定要先做到！否则很容易造成下属不服，威信全无，职场妈妈哪里还有资格去领导下属呢？

在家庭教育中，孩子会效仿大人的行为和习惯，尤其是父母，因为父母是孩子来到这个世界上接触最多也是最亲近的人。在工作中也是如此，作为管理者的妈妈具有一定的决策权，往往还是规则的制定者，所以不仅要具备一定的工作能力，还要有良好的行为习惯，这样才能对下属起到一个带头和表率的作用。所以，不管是在孩子的教育中还是在职场的管理工作中，身教都重于言教，身体力行才是教育孩子、领导下属的不二法门。

怎样完善自己给下属做好榜样

(1) 要有时间观念

不管是在工作中还是生活中，有时间观念的人大多都是很受欢迎的。第一次约会迟到的人，找工作面试迟到的人，都会给人一种不被尊重、不被重视的感觉。所以作为领导者的妈妈，一定要有很强的时间观念。这也是给下属树立了一个活生生的行为标杆。

（2）有良好的工作习惯

有的人做事很拖沓，有的人做事很急躁，作为管理者的妈妈可能会发现，你的每一个下属的工作习惯都不一样，他们有的需要你指正才能发现自己的毛病，有的细心的下属却在你的工作习惯的影响下不知不觉地纠正自己的习惯。所以职场妈妈一定要培养自己良好的工作习惯，注重效率、质量。

（3）不做情绪的奴隶

女人比男人更容易情绪化，这也是女人的特点，但在工作中的情绪化表现往往成为女人不小的阻碍，这让下属摸不准领导的标准，唯恐自己做错什么而招来批评。在这样的环境下，下属很难完全放松自己，也很难完全发挥自己的优势，对工作非常不利。长时间在这样的环境下工作，甚至下属也会变得莫名其妙想发脾气。

（4）重视学习

现代社会是一个终身学习的社会，因为知识的更新和观念的更新都非常快，在这样的大环境下，作为领导者的职场妈妈要不断吸收新的东西。一个善于学习的领导者，才能带动下属接受新鲜的事物，从而促进这个团队的进步。

（5）学会反省

人无完人，所以古人说要一日三省，因为人会在反省中发现自己存在的问题。所以职场妈妈不管有多忙碌都要给自己留出一点点时间，想想刚过去的这一天，哪些做得好，哪些做得不好，哪些还需要改进。在反省中不断调整自己的状态，纠正自己不好的行为。

5. 大龄妈妈的职场新征程

慧明今年已经35岁，孩子寄宿到学校，家务事也减少了。慧明经过再三考虑，并且在老公的支持下，准备重新走入社会。但在实际找工作的过程中，由于慧明生育前从事的两个工作时间都很短，并没有累积下太多有用的东西，所以当重新面临工作时，能从事的也都是一些很基础的职位，这让35岁的慧明倍感压力，内心也无法完全接受。

大龄妈妈的压力

有的妈妈在生育前，已经在某个行业工作了多年，累积了相当丰富的经验，并且在孕产期间也不忘学习充实自己，这样的妈妈重回职场，相对来说容易得多。但现实情况是，并不是每个妈妈都具备这么好的条件，有一部分妈妈在生育前，可能没有一份持久的工作，在生育后，又经过了长时间的家庭主妇的生活，当这部分妈妈准备重新走入社会的时候，她们已经没有了更多的选择机会，能选的也大多是一些初级岗位，而且年龄也成了雇主选择她们的一个障碍。

慧明就是这样一个活生生的例子。站在大龄妈妈的角度来想，要去与年轻人同时竞聘一个初级岗位，其压力是可想而知的。哪怕竞聘成功，在这个岗位上，她们也难免拿自己和身边的年轻人作比较，年轻人头脑灵活，充满活力，学习能力也强，往往做事效率更高。这个时候的大龄妈妈，面对和年轻人的竞争、上司给的压力、家庭对自己的期望等，她们的内心会变得极度紧张和脆弱。

我有一位表姐，大学毕业后一直在沿海城市工作，直到后来成家有了孩子后才回到家乡。但曾经在沿海城市做技术工作的她，回到家乡的小城发展，却面临了很多困难。原来的经验在这个小城已经用不上了，这个小城也根本没有那样的大型企业需要她。在结束了全职妈妈的生活后，回到社会上的她只能选择一些初级岗位，她找工作的过程经历了更多困难，一部分来自外界，一部分来自自己。直到后来终于找到工作后，内心的紧张情绪让她很长一段时间里面对问题时还是那么不知所措。

大龄妈妈们的新征程，并不好走。所以我们也希望社会能给予大龄妈妈更多的宽容和理解。当然最重要的还是大龄妈妈们自己，对于自己的情况，大龄妈妈越早有个清晰的认识，就能越早地提前做准备。大龄妈妈要理性地分析自己的优势劣势，给自己的未来作一个准确的定位，也要做好受挫的心理准备。

大龄妈妈的新征程需要注意哪些问题

（1）准确定位

大龄妈妈对于自己之前的工作经历、未来的打算都要有一个合理的规划，合理的目标。期望过高往往失望越高，所以在走出家门的新征程第一步，制定合理的目标是非常关键的。

（2）有受挫的心理准备

在走入社会重新开始工作后，大龄妈妈无论是从自身心理还是企业主的心理都可能会有一个调试的过程，所以挫折也是难以避免的。大龄妈妈要正确看待挫折，不要把挫折放大，坦然接受它，然后继续努力。

（3）宽容看待外界的看法

很多大龄妈妈走上社会以后，由于之前经验不足，只能从事一些基础岗位，所以对于外界的看法往往比较敏感。其实不管雇主还是同事、家人的看法怎样，大龄妈妈不妨宽容看待，一笑置之。做好自己的事才是最重要的。

6. 当职场妈妈遇上"小领导"

阿娇今年已近35岁了，孩子在上小学。她和几个要好的同事对上面调到公司的新领导很不满意，原本以为应该是一个年龄比较大、稳重、经验丰富的人，没想到领导报到那天，居然是一个乳臭未干的小年轻，这么年轻要在技术部门当领导，能行吗？看到下面的很多人不服，上面发话说，技术部门要改革，需要敢于创新的年轻人！但包括阿娇在内的很多同事却不以为然，甚至工作的积极性也下降了。

当职场妈妈遇到"小领导"

有一部分步入中年的职场妈妈，面对比自己年龄小很多的领导，常常表现出不屑甚至轻视的态度。在外企，这种现象其实已经是越来越少了，因为他们通常觉得能力胜于一切，年龄大小、进公司的迟早并不是他们最看重的，在这种企业文化下，职场上的老人反而更加谦虚。

但目前在我们自己的本土企业里，还是有些职场妈妈在面对比自己年龄小很多的领导时，出现不平衡的心态，觉得自己资历老别人说不得也管不得，对于小领导的指示常常不放在眼里，摆出一副倚老卖老的姿态。或者觉得自己的能力各方面都强过小领导，我哪里不如他，凭什么还只是一个普通员工呢？为此，表面上服从但内心并不服气。

案例中的阿娇，对于上面派来的小领导的能力是持质疑态度的，这也是大多数人遇到比自己年轻的领导的一个最直接的反应。但我觉得这还不是最根本的原因，对小领导表现得不屑甚至轻视，并不一定是真的觉得能力不如自己，其实更多的是在怨恨自己没有得到这样的机会。所以，任谁也不会真的心如止水淡定自若，内心多少都会泛起一些波澜。所以，当职场妈妈遇到小领导，对于自己的种种反应也不必大吃一惊，因为我觉得这些反应本身就是很正常的。

思思是我身边一个很好的榜样，当年的竞争对手上升得很快，年龄比她小很多。虽然一度内心很不平静，但思思还是坚定地扛下去了。她对我说，刚开始还想不开，后来想开后就完全放开手脚了，一心一意只想做好手头上的事情。正因如此，自己的工作能力得到了很大的提升。她说，如果身边没有出现这个"小领导"，自己说不定还满足在自己的状态中不思进取呢！人家已经跑到你前面了，自己还在原地踏步也不好意思嘛！

当职场妈妈遇到"小领导"，在感受到愤恨、不平衡的时候，一方面我们要客观地看待这个小领导，既然能做领导，说明确实有过人之处，肯定有值得我们学习的地方。所以，我们不妨放下面子，放下偏见，去学习对方身上的优点。另外一方面，职场妈妈也更要以此激励自己，提高自己的本领才是最重要的，消极抱怨的负面情绪就像慢性毒药一样，只会让自己在职场偏离方向，与对方的差距越来越远。

面对"小领导"，该怎样处理自己的情绪

（1）接受人与人之间的差异

一个人的能力往往跟一个人的天资禀赋、教育程度、学习能力、过往经

历等都密切相关，所以年龄大小跟一个人的能力并没有绝对关系。职场妈妈应该坦然接受这个事实，不要戴着有色眼镜看待别人。

（2）放下自己的面子或偏见去学习

比尔·盖茨说："世界不会在意你的自尊，人们看的只是你的成就。在你没有成就以前，切勿过分强调自尊。"所以在面对"小领导"时，职场妈妈要放下自己所谓的面子或自尊，与其为有个小领导而愤愤不平，还不如以此为动力，努力学习提升自己。

（3）不传播负面情绪

当公司或部门的领导有了新的调整，下面的职员经常会议论纷纷，这个时候的职场妈妈不要一时兴起，随便传播自己的负面情绪或看法。这样的做法很可能招来领导对自己不好的看法。

（4）理解对方的做事方式

在工作中，年轻的领导可能有自己独特的一套做事方式，职场妈妈要学会宽容看待，而不是以"看不惯"为理由，懈怠工作，否则最终受害的还是自己。

7. 要不要换工作？这是另一种纠结

小西在一家事业单位上班，工作还算比较轻松，但却讨厌处理各种复杂的人际关系，对于枯燥乏味的工作内容也一度忍无可忍，她觉得她擅长的东西在事业单位根本没有用武之地。虽然很想趁年轻换工作，找自己喜欢的事，但小西却很矛盾，因为孩子已经上幼儿园了，最近还想给她报钢琴班，花费也特别多，如果辞掉工作而一时又找不到更合适的，各方面的压力会特别大，所以小西只能每天勉强扛着，过一天算一天。

换工作，职场妈妈要做好准备

每个人的天资禀赋不同，造成了每个人适合的职业领域也不尽相同。如果严重错位，会给人带来很大的痛苦。正如某招聘网站的广告语所说的，既然一辈子当中有半辈子都在工作，为何不找个自己喜欢的呢？职业，关乎一个人半辈子的幸福，这样说也并不夸张。

但作为职场妈妈来讲，对待工作，她们不可能再像初入职场的小女生那样，单凭自己的喜好和脾气，想做就做，不想做就拍拍屁股走人。作为职场妈妈，她们所处的年龄段负有更多的责任和压力，逐渐长大的孩子，年事已高的父母，包括对爱人都有一份难以推卸的责任。所以在换行跳槽这件事上，如果还像初入职场的小女生那样拍拍屁股走人，就显得十分幼稚了。一边是让职场妈妈身心疲惫早已失去热情的工作，另一边是她要肩负的重大责任，处在这个时期的职场妈妈到底该怎么办呢？难道就这样得过且过地耗下去吗？答案当然"NO"！

曾经有段时间我在练习瑜伽的时候，认识了文，她曾经是一位小学老师，如今的她已经转行成功做了一名瑜伽老师。她说她是在有了孩子后才开始接触瑜伽的，那个时候的她已经 30 岁了，而且在这之前从来没有接触过瑜伽。这让我难以置信，因为在我的观念和意识里，练习瑜伽只要静下心就可以，但做瑜伽老师，把它当成职业的话，年龄和先天因素都会有限制。但文确实就是超乎我想象地去做成了这件事，她说不难，关键是要热爱、要用心。我想，这就是她能克服转行过程中种种困难的重要原因吧！

所以，案例中的小西如果真的决定转行，对自己的内在需求必须要有清晰的认识，明白自己真正热爱或擅长的领域，因为只有这样，职场妈妈才能坚定地克服转行路上的各种困难。另外，在决定跳槽之前，职场妈妈不妨客观地分析一下自己目前的工作，自己产生换工作的想法是否来源于不切实际的期望？是否来自一些不恰当的比较？是否是遇到困难的一种逃避……总之，多问问自己，寻找自己想换工作的最根本原因。如果真的如自己所想，确实不利于发挥自己的优势，做得不开心，那么换工作也是势在必行。同时，职场妈妈在换工作的实际操作中还需要做充分的准备，如目标行业的知识储备、能力训练等。否则，越换越糟，越跳越迷茫的尴尬境地就会随之而来。

怎样避免越换越糟的尴尬

（1）知道什么是自己喜欢的

什么事情让你做起来感觉很开心、很有成就感，乐此不疲地忙完一天又一天？如果你很明确地知道，那么你的方向就找到了。但事实是，并不是所有人都对自己有清晰的认识，如果职场妈妈还不确定，那么就需要在生活中积极探索、寻找、尝试，逐渐地认清自己内心的需要，在这个过程中，哪怕犯点错也没什么，有的时候就得有点冒险精神。

（2）兼顾兴趣与现实

选择转行总要面临很多现实问题，在尊重自己的兴趣和价值观的前提下，有时会面临一些现实的选择，如工作环境，外企还是国企，薪资福利，升迁制度，等等，结合现实的选择能让职场妈妈增加自己的职业幸福感，也更容易获得事业的成功。

（3）学会调研自己的目标行业或公司

职场妈妈要本着对自己负责任的态度去了解你的目标行业，要带着前瞻性、发展性的眼光去看待这个行业的发展，并且结合自己的实际情况，而不仅仅只是看当下它是热门还是冷门。对于自己的目标公司也是如此，在同样的基础上，职场妈妈还有必要了解目标公司的理念和文化价值，了解得越多，越能帮助你做出正确的选择。

（4）新行业的知识储备

职场妈妈如果要进入一个新的行业，光凭热情和兴趣还不够，在这个基础上，要去学习提高自己的专业知识，给自己一个充电的时间，兴趣和专业知识的强强联合能帮助你更快适应和融入，并且走得更远。

（5）放弃过于美好的期望

任何一个行业、一个工作岗位都可能接触到你不喜欢的部分，包括你的目标行业或公司也同样如此，过于美好的期望和想象只会增加你转行后的落差感。所以，职场妈妈必须要明白的是，任何工作都有两面性，如果美好的一面是你看重的，那么不美好的一面就是你必须克服的。

8. 如何度过职场空窗期

丝丝一直把女儿带到6岁，直到她上小学才开始重返职场，那时的她也有种种不适，但都慢慢克服了下来。丝丝说，在照顾孩子的这几年中，她利用在家的空闲时间读书、学习，并努力通过了中级会计师考试，这些也给她重回职场助了一臂之力。并且在这期间她还做做兼职，慢慢适应工作，这也让她很快适应了职场氛围和节奏。

从职场转战到家庭以后

现在有不少妈妈在生育后辞掉工作，职业生涯暂时中断了，职场空窗期的到来预示着和之前完全不一样的生活！她们本着"一切以宝宝为重"的原则，选择亲自照看孩子，见证孩子成长初期的惊喜与感动。我曾看到过不少妈妈，在为自己的孩子写育儿博客，记录孩子每天的变化，想到将来有一天孩子长大了，再看这些文字一定回味无穷。妈妈爱孩子的心由此可见。

虽然妈妈们在回归家庭后的这个职场空窗期里，能很好地照顾并关注到孩子，与刚休完产假就回职场的妈妈们相比，她们也有更充裕的时间来恢复和调理自己的身心，也可以做很多自己想做的事，曾经没有想通的某些问题，在这段时间也很容易一下子变得豁然开朗。但与此同时，她们也同样承受着各种压力，这或许是大多数职场妈妈难以体会的。看到身边的朋友都在不断进步，周围的讯息告诉你世界变得很快，这些都让全职妈妈不免慌张。所以说，全职妈妈的职场空窗期，该怎样对待，对于日后重新走上工作岗位是非常重要的。

我原来认识的一个同事在生完孩子后做起了全职妈妈，因为老公在船务公司任职，虽然经常出差，但收入不菲。在各方面条件都允许的情况下，她也就安心地在家带起了孩子。每天早上起来做早餐，哄孩子，搞卫生，中午11点开始做饭，喂小孩吃，下午陪小孩睡觉，逗小孩玩，晚上睡觉还要起来看孩子有没有着凉，有没有尿床……总之，一天下来觉得很累。

她的这种生活，应该是大多数全职妈妈共同经历过的。当孩子慢慢大一些的时候，妈妈们虽然对孩子的操心少了一些，但自身问题却更加明显地暴露了出来：没有独立的经济来源，狭小的交际圈子，有限的几个朋友，甚至在某些家庭中，全职妈妈的家庭地位很低，在婆婆看来，在外面挣钱养家的男人才是真正的劳苦功高。所以处在职场空窗期的全职妈妈，很容易变得封闭无趣、不自信，且敏感、疑心重。这些如果延续到妈妈未来的工作当中，对妈妈们与同事上司交流、适应新环境都是百害而无一益的。

所以，当妈妈们从过去的职场转战到家庭以后，面对这个职场空窗期，妈妈们要有更多的心理准备去面对自己随时可能出现的新状况，学会自我调整。另外一方面，真正一辈子做家庭主妇的妈妈现在少之又少，所以全职妈妈也要为重回职场做准备，像案例中的丝丝那样，针对自己未来的职业目标去学习、充实自己，实现从家庭重返职场的华丽转身。

职场空窗期，妈妈应该做的几件事

（1）不要被家庭事务全部占据

在职场空窗期的妈妈，在忙碌家事和孩子的同时，不妨给自己留出一点时间来独处，独处的时候，妈妈们更能倾听到自己内心的声音，保持精神上的独立。这个时间是完全留给自己的，这让妈妈意识到，孩子和家庭并不是全部。

（2）营造一个和谐的家庭氛围

妈妈们大部分时间都是在围绕家庭转的，每天面对琐碎的家事和黏人的孩子，难免会产生厌烦或发脾气，所以妈妈们一定要随时调整自己的心态，不良的情绪要及时排遣出去，一个良好的家庭氛围，对孩子、对爱人、对自己都很重要。这也是妈妈们充实地度过职场空窗期的一个基础。

（3）为未来的职业目标做准备

由于全职妈妈的生活基本上是完全自主安排的，并且能随意调整，所以对于自控力不好的全职妈妈，很容易随心所欲地把一天天的时间就这样晃过去。对于自己的职场空窗期，妈妈们一定要为自己的未来做好规划和准备。

（4）做兼职是一种很好的过渡方式

职业空窗期的妈妈们有多余时间的话，可以做一份兼职，同样是工作，但通常时间短，并且灵活，也能照顾到孩子。这样当妈妈们结束职场空窗期后，也能更快地适应全职工作，是一种很好的过渡方式。

9. 进入职业倦怠期怎么办

　　小安是杂志主编，每天都有无数繁杂的事务处理，虽然比较累，但她一直感觉自己做得得心应手，优秀的表现上司也是看在眼里，对她也非常认可。但这种状态在小安工作三年后却急转直下，那时的小安已经是一个3岁孩子的妈妈，刚好杂志也即将改版，事务特别多，对于新改版杂志的市场反应，小安觉得一点把握都没有。在巨大的工作压力下，回到家还有孩子要照顾，小安觉得心力交瘁，早上起床后头脑眩晕、四肢乏力，根本不想去上班，甚至想到上班就觉得烦躁。曾经一度热爱的工作，仿佛失去了意义。

职业倦怠期到了

　　我相信有很多妈妈都曾遇到过类似小安的情况，或者现阶段就正在经历。早晨起来眩晕、乏力、没精神，不想去公司，工作拖沓，对上司的要求反应迟钝，或漠不关心，甚至脾气暴躁，对孩子发脾气，等等。一旦职场妈妈意识到自己的这些变化，如果身体本身没有问题，就要引起注意，你的职业倦怠期可能到了！职场妈妈突然失去了工作动力和方向，她们不禁在心底问，我到底为何而工作？

　　我曾经也经历了这样一个时期，有一天晚上当我拖着疲惫的身子回到家以后，看到仔哥把玩具扔得到处都是，屋里也被他搞得乱七八糟，我一下子火就上来了，那是我第一次对孩子发脾气，看到他泪汪汪地扑到爸爸怀里，我心里对自己又怨又恨。那时的我正处于事业的瓶颈期，好不容易休息的时候家里还有一大摊事，总感觉有那么多的事情需要做好，我也不敢有任何松懈，我感觉自己快崩溃了，每天早上挪着步子往公司走的时候，就感觉自己像一具行尸走肉。有一天我接到一位大学同学的电话，那时她也有了孩子，她跟我抱怨说，干了这么多年什么变化都没有，哪怕工资再涨她也不想干了，不知道这个工作除了赚钱养家外，还有什么意义……逐渐的，我发现身边像我这样的职场妈妈不在少数。

　　后来我查找了相关资料，才慢慢对自己的状况有了客观的认识，也慢慢地坦然接受了！职场妈妈有了家庭有了孩子，同时面对工作挑战的时候，压力和责任都增加了，不管是自我期望还是社会期望都比较高，在长时间压力没有得到很好的调节和释放的情况下，职业倦怠很容易就产生了。当然每个人产生职业倦怠的原因各不相同，就拿我大学同学来说，她是因为在工作中找不到成就感，或者说优势没有得到发挥而产生了厌倦。

我想，这种状态基本上是每个人到了一定的阶段都会遇到的，甚至有的人在工作半年以后就会出现这种情况。不管是哪种原因造成的职业倦怠，对职场妈妈的危害都非常大，轻则职位不保，重则就可能影响到自己心理的健康，影响到自己的整个生活质量，从而也波及孩子的世界。当然孩子也不会明白妈妈为何不开心，但他幼小的心灵却最能直接感知到母亲的情绪。也许就是因为母亲这样的状态，孩子不知不觉也变得郁郁寡欢。

不管是为了自己还是为了孩子，在这个困惑、迷茫，找不到工作方向和意义的时候，我们首先要勇敢面对，要有决心和信心走出去，而不是任自己的厌倦情绪蔓延泛滥。更重要的是，一定要揪出自身产生职业倦怠的背后原因，采取相应的对策！

怎样走出职业倦怠期

（1）充实自己的专业知识

压力过大，对待工作感觉有心无力，其实大多数职场妈妈的职业倦怠是来源于能力恐慌，所以这个时候的职场妈妈在调整心态的基础上，充实自己的专业知识或提高自己的管理能力，重新找到得心应手的感觉，职业倦怠也就不攻自破了。

（2）培养兴趣

培养兴趣，是舒缓压力的最好方法，比如学一些乐器，或者舞蹈，或种植花草，等等，只要你有兴趣的都可以尝试，不一定要做得很好，最重要的是在这个过程中享受这件事带给你的乐趣。在这种情况下，职场妈妈对待自己的职业才会有更客观、更积极的心态。

（3）给自己的心放个假

人的身心也要张弛有度，长时间处于紧绷的状态，得不到放松，很容易产生职业倦怠。并且很多职场人由于长时间处于工作状态而引发过劳死，这也是值得每个人重视的。当职场妈妈意识到压力达到自己的极限时，一定要放松下来，出去走走转转，寻找一个新环境散散心，都是好的办法。

（4）换一个工作环境

如果像我朋友那样，目前的工作和自己的价值观或兴趣不相符，就一定会产生倦怠。这个时候职场妈妈就要考虑是否该换一个工作环境了。只是在换之前，要寻找更稳妥的方式，不要盲目跳槽。

（5）求助

不是任何事情都可以自己搞定，当自己身处困境的时候，通常不能完全了解自己的问题，但外人却往往能看得很清楚。所以职场妈妈适当的时候要向周围的人求助，也许他们的一句话就能点出你职业的症结。不要害怕暴露自己的问题，因为只有先暴露出来，才能真正地改变。

10. 创业，是一个艰辛的历程

小林在女儿3岁的时候，做出了人生的一个重大决定——开个小花店。这是小林一直以来梦想做的一件事。只是当时由于资金、经验等种种障碍，最终进入了一家民营企业打工。在工作近五年后小林有了现在的家庭和孩子，经济各方面都稳定了下来，小林觉得是时候该行动了。但是小林也有所担心，怕创业会影响到好不容易得来的稳定生活，也担心照顾不好孩子和家庭。

创业的妈妈不容易

对于很多生育后的妈妈来说，全职妈妈只是他们人生中的一个阶段，并不是一生的选择。尤其是在今天这个社会，女性的自我意识和自我价值感越来越强，她们并不满足于一辈子只围绕着男人和孩子打转。因为孩子终将会长大，会有自己的生活，男人也有自己的事业和圈子。而如果女人只为男人和孩子存在，缺少自我的空间和价值感，人生也太没趣了吧？至少，我是这么认为的。

可是我也理解，在创业这件事情上，已婚已育的妈妈确实比男人有更多障碍和艰辛。先撇开传统观念对女性角色的要求不说，就单拿女性自身的特点来讲，她们一般心思更缜密、更富有耐心，这些特点更适合照顾家庭和孩子，在很多时候也都是优点，但在创业想法萌生的初期，缜密的心思这个优点也恰巧容易造成她们更多顾虑和担心。比如说，投入后亏了怎么办？家人不理解、反对怎么办？忙起来照顾不好孩子怎么办？当然，必须承认，顾虑的这些问题也确实是存在的，但这些顾虑和担心一旦延伸、扩大，得不到很好的化解或转移的话，她们很可能就此放弃创业。可如果创业项目的前景不错，也符合妈妈的兴趣和优势的话，放弃了真的很可惜。

有这样一句话："男人天生爱斗，女人天生爱比。"它点出了男人与女人的差别，也说明男人的本性也确实更适合创业。

但是，我想说，不管传统观念的障碍也好，还是女性自身的特点造成的障碍也好，又或者是摆在眼前的孩子和家庭需要照顾的难题也好，这些都是可以克服的，因为我自己身边就有创业的姐妹，而且还做得不错，所以，我相信，同为女人，你也一定可以做到。

简姐是我曾经去朋友那里休假时认识的，江西人，当时她已经是一个3岁孩子的母亲了。她自己开了个手机店，手下有两个店员，虽然店面不大，但生意还是很不错的。白天她把儿子带到店里，通常也并不影响生意，她用母亲特有的怜爱的语气笑着跟我说，小宝顽皮得很呢！她说刚开店时压力非常大，晚上常常睡不着，因为借了亲戚很多钱，孩子也还小，那时候真的觉得好辛苦好难啊。每天都在想用什么办法让生意好起来，怎么解决眼前的难题，怎么兼顾到孩子，等等。她相信自己可以做到，就是在这种信念下她慢慢地做了起来！

我很佩服这个女人的韧性，创业时借了外债，还有一个孩子要带，或许还有来自婆家异样的眼光，虽然很辛苦，但她真的是自己一点点地扛了下来。有时候我到她店里，闲下来的时候会看到她陪儿子看他养的乌龟……当她抬头跟我说话时，脸上洋溢着一个成熟女人的神采和自信。

在创业的初期，难道类似于小林那样的顾虑和担心她没有吗？有！只是她没有过多地陷入到这些负面的担心和恐惧中，她考虑更多的是怎样才能做好

203

她的店，怎样才能兼顾到孩子和家庭……其实做任何事情都是这样的，与其过多消极的顾虑和担心，不如用积极的心态和行动去应对，如果这样，妈妈们面临再多的困难和艰辛也可以找到办法解决！

创业的妈妈需要做什么

（1）调整好心态

我们已经反复说过积极的心态和行动对创业的重要性，如果你已经能做到，那么要恭喜你。除此之外，我觉得创业的妈妈们应该抱着学习、提升自己的态度去做这件事，这样才能在创业的过程中真正学到东西。如果仅仅抱着创业是为了盈利赚钱的心态去做，那么创业这件事本身的趣味和价值就大大降低了。

（2）选对创业项目

该选择什么样的项目其实并没有统一的标准，但大的原则是不变的，妈妈们一定要选择自己擅长或有浓厚兴趣的项目，比方说生育后的妈妈可以选择跟幼儿相关的领域，把自己育儿的经验和灵感转化成创业的项目，这是一个聪明的选择。因为只有选择擅长和感兴趣的项目才更容易成功，遇到困难的时候才会更加积极地面对和解决。这对于创业来说是至关重要的。除此之外，还需要考量这个项目在市场上的需求和前景，盲目地创业并不可取。

（3）获得家人的支持

可以说，一个人不管有多么强大，他做事的时候或多或少都需要得到家人、同事或朋友的支持，其中家人的支持是尤为重要的，因为家人往往不仅能给你情感上的支持，同时还能从更实际的方面支持你。比方说，资金的来源，给你出谋划策，在你最忙的时候帮你带孩子，等等。所以说，妈妈们在创业的时候一定要尽力做通家人的工作，因为往往在关键的时候，家人真的能拉你一把。

（4）平衡孩子和创业的矛盾

孩子在两岁以前我一般不建议妈妈去创业，因为孩子还太小，更何况那个时候你也许都还没完全适应妈妈的角色。孩子过了两岁以后，不管是妈妈上班也好创业也好，相对而言，更容易脱身了。但妈妈们也不要过于乐观，觉得孩子完全可以交给婆婆自己不用管了，妈妈们在创业的同时一定要留给孩子一些固定的时间去陪伴他，因为孩子各方面都还在成长完善中，他需要妈妈的陪伴。至于创业，你一定要相信，如果你的创业项目选对了，市场需求把握准确了，创业的节奏稍微放慢一点也并不会真的影响到什么。

好妈妈必修课堂

爸爸的角色是育儿中不可或缺的，尤其是在孩子 3 岁以后，要让爸爸更多地参与到育儿中来。而妈妈，在忙于工作的时候更要静下心来，留出一段全心全意陪伴孩子的时间……

1. 回家就要彻底放下工作

小玉在公司做销售，有段时间公司的销售任务比较重，小玉回到家经常还想着工作上的事，陪儿子玩积木也是心不在焉的，有时儿子咿咿呀呀说什么她半天才反应过来，人在孩子身边，心却已经飞得老远了。

有些时间，是必须留给孩子的

我记得曾经还在父母身边的时候，自己有一个小毛病，有时父母安排我去做什么，常常只是嘴上嗯嗯的答应着，却没有任何行动。因此妈妈也常嗔怪我说：真的是一个耳朵进一个耳朵出啊！至于为什么这样，我相信，大多数人和我有一样的经历，就是当你的脑子被另一件事占据的时候，眼前的事务你常常都会忽略。案例中的小玉不正是这样吗？

职场妈妈在忙完一天的工作回到家后，有的时候心思还在工作上，特别是某些工作任务比较紧急的，或者让你没头绪觉得难做的，或者你做了但老板不满意的……在结束完一天的工作后，这些事情还在你脑子里挥之不去，回到家还在想，甚至把这些任务带到家继续做。我自己也曾经历这样的困扰，有段时间任务特别重，我把工作带回家做，孩子扔在一边自己玩，有时他会跑过来缠着我问这问那，这让我很烦躁。并且老公看电视的声音稍微大点我就来气，尤其是有时做着做着电脑卡住了，或死机了，那时我的情绪真的就在崩溃的边缘。

有一天晚上，老公突然问我，你为什么总是晚上回来还要做这些呢？是晚上的工作效率更高吗？我一时语塞，不知道怎么回答他。因为事实并非如此，反而是我发现晚上工作或者想着工作并没有为我减轻多少负担，有时候因此和老公发生摩擦后，我第二天工作的心情还受到很大的影响。而且更重要的是，我发现那段时间仔哥和我明显疏远了，有时候他更愿意和爸爸一起玩，这让我很难受。

其实孩子是特别敏感的，不要以为孩子什么都不懂。有时他们在表达什么的时候，也许根本表达不清楚，但你有没有用心给他回应，有没有全心全意地陪他，他却能直接感觉得到。所以为了孩子的成长，职场妈妈回到家以后，真的应该彻底放下工作，全身心地陪在孩子身边，跟他说说话，讲讲故事，玩一玩他喜欢的游戏，等等。职场妈妈再忙也要留出一定的时间给孩子，在孩子得到快乐的同时，妈妈一天紧张的情绪也因此得到了很好的缓解和放松，反而更能提高第二天的工作效率，形成这样一个良性循环，不是更好吗？

怎样从紧张的工作状态中迅速走出来

（1）冥想法

职场妈妈可以找一个相对安静的地方，进行冥想练习。可以先从呼吸练起，闭上眼睛后要先把自己的心灵意识放到深长的一呼一吸上，慢慢地进入到宁静安稳的状态中去。

（2）转移法

职场妈妈可以在紧张的状态中有意识地去关注别的事物，最好是那些能让你开心的事，也可以回想过去和朋友、家人在一起时某个开心的片段，自己曾经做过的一件最自豪的事，等等。这种方法可以迅速让自己脱离紧张的状态变得乐观起来。

（3）亲近大自然

亲近大自然不一定非要花费很多的时间，当你走在下班的路上，可以关注到花圃里的绿色植物生机勃勃的景象、花朵的香味，麻雀叽叽喳喳的欢快叫声，夜晚灿烂的一片星空……其实大自然就在我们身边，触手可及。

（4）运动

没有什么比运动后出一身汗更能让人放松和畅快的，因为紧张状态的持续通常是因为没有找到更好的发泄出口，运动不失为一种好的方式。

2. 别让孩子成为懈怠的借口

小昕最近上班精力不集中，账目几次出现了差错。上司找她谈话，问她家里是不是有什么事，为什么最近工作质量这么差，小昕说是为孩子上学的事发愁。后来工作也相继出现过各种问题，小昕都是以孩子这样或那样的问题为借口搪塞过去了。刚开始上司还能理解，时间长了对小昕难免有了很大的意见。

职场问题，从自身找原因

职场妈妈在工作中遇到问题时，不管是自身知识的缺乏，还是来自外界的一些挑战，只要职场妈妈能正视这些问题，更多从自身找原因，要解决这些问题并不会特别难。怕就怕，明明是职场妈妈自身的问题，却拿孩子当借口，把自己的种种问题归咎于孩子身上。比如说，生育孩子影响了自己的事业进程，养育孩子占用了自己过多精力，所以没机会去进修学习，等等。

当然，这些事实确实或多或少会影响到职场妈妈的工作，但妈妈们职场上存在的问题，其实更多的跟自身有关，孩子，只是我们逃避问题的一个借口罢了！甚至有的职场妈妈已经习惯了碰到任何问题都拿孩子当挡箭牌。记得上小学的时候，早上老师检查作业，班里会出现各种千奇百怪的理由，比如，作业本不见了，作业忘在家里了，让我印象最深的是有次有个同学说家里的灯泡坏了所以没做，这些理由让人忍俊不禁。慢慢长大以后，大学毕业了，对于自己没有找到更好的工作我们也有自己的一套说辞，什么运气不好了，没有关系了等等这些理由都出来了。如果是为了面子上好过，这样的理由说说也是无妨的，但如果真的把这些理由归结为真实原因，那就显得幼稚了！就像职场妈妈把自己工作上的问题归咎于孩子身上一样。

生活中这样的职场妈妈还不在少数，我自己也曾犯过这样的错误，对于工作中出现的问题，往往给自己找各种理由或借口，虽然内心暂时觉得好过了，但真正的原因也就此被掩盖了起来。我想，对于大多数人来讲，找借口逃避永远要比直面问题容易得多，这大概跟我们从小经历的教育方式有关系，考试成绩不好，或者做错事了，等待我们的大多都是老师或者家长的责罚，为了逃避这种责罚，我们渐渐学会了给自己找借口编理由。在惩罚教育下，做错事后能够直接承认或从自身找原因的很少，因为这往往需要更大的勇气。

所以，作为职场妈妈，当在工作上遇到这样那样的问题时，我们不妨鼓起勇气诚实地去寻找自身的问题，而不是一开始就把矛头指向孩子或者其他任何外在的因素，因为真正阻碍你前进的往往不是别人，而是你自己。只有在拨开表层原因的迷雾后，我们才能看到最真实的自己，才能真正地做出改变！

怎样对待自己的职场问题

（1）敢于承认错误

我们往往羞于向人承认自己的错误，但一个从来不犯错的人往往也不会成长。这个世界上没有不犯错的人，包括你的上司。所以妈妈们要学会承认自己的错误，错误并不可怕，最重要的是能改正。

（2）实事求是

我们倡导职场妈妈要认识到自己的问题，而不是将问题推到孩子或其他外界因素上。但也希望职场妈妈能客观地看待自己的问题，而放大自己的问题，给自己太大的压力同样完全没有必要。

（3）承担相应的责任

职场妈妈对于自己所犯的错误，一定要承担起相应的责任。一遇到问题就推脱责任的行为是非常不成熟的表现。敢于担当的人在职场上往往会赢得更多的信任和支持。

3. 我的梦想我做主

伊娜今年三十八岁，孩子比较大了，工作稳定，生活富足，按理说，生活也就这么安稳地过下去了！但随着年龄的增长，伊娜变得越来越烦躁，特别是看到孩子不好好做功课时就难免责骂，常常指着儿子的脑袋说，当年我为了你放弃了学画，以后你一定得给我争气，考上美术学院！但是，儿子却很纳闷，妈妈想学画跟我有关系吗？

谁该为你的梦想负责

有太多望子成龙、望女成凤的父母，不顾孩子的个性和喜好，逼迫孩子去做某一件自己曾经想做但没做成的事。我很庆幸自己没有生活在这样的家庭中，在我自己有了孩子以后，我也从来没有想过逼迫仔哥代替我去实现自己所谓的梦想。

走入中年的职场妈妈，通常孩子都已经长大，生活稳定富足。应该来说，这样一个阶段的职场妈妈该有的很多都有了，唯一感慨的是，在夜深人静时，想起年少时未完成的梦想不免生出一些遗憾。很多妈妈觉得这些年挑起生活的重担，养育孩子、赡养老人等，为家庭付出了很多，到了中年才发现自己想做的事一直都还没做，心里多少有点委屈，甚至有点不平衡。所以我们才会听到很多父母在教育孩子的时候会说"当年为了你我放弃了考研"，"当年为了你我放弃了出国进修"，等等，就跟案例中的伊娜一样。其实作为妈妈我知道，我们确实为孩子及整个家庭都付出了很多。但是，这是不是就意味着，我们当年未完成的那些梦想，就应该让孩子来承载呢？我觉得不是。因为孩子也是一个独立的个体，他不是父母的私有品，他们应该有自己的生活和梦想，有自己的道路要走，妈妈们强迫孩子去做自己想让他做的事，可以说这是一种很自私的行为。谁都不能为你的梦想负责，除非你自己！

如果说曾经二十几岁的我们是最有活力、最有勇气追求梦想的时候，那么现在进入中年的职场妈妈具备了更多实现梦想的条件。步入中年的职场妈妈，经历过失败，复杂的人际关系，孩子的教育，包括处理家庭、工作的种种矛盾，处理自己内心的种种困惑，等等。可以说，这些经历在很大程度上能帮助我们更清晰地认识自己，并且大多数妈妈已经有了稳定的经济基础和人脉关系，这些都为实现梦想创造了一个良好的条件。与二十几岁的年轻人相比，我们唯一缺乏的就是行动的勇气，因为很多职场妈妈会担心实现梦想这件事会影响到现在富足的生活、孩子的教育等。但我想跟妈妈们说的是，没有什么事是值得你放弃梦想的，因为一个人归根结底还是要为自己而活，就像我们也不能强求孩子去承载我们的梦想一样，既然中年时期外部条件都足够成熟，我们为什么不再拼一把呢？

我看到过身边很多人，往往在生活受到一些大的冲击，遭遇疾病或其他痛苦，徘徊在生命边缘的时候，他们才突然醒悟，坚决地去做自己一直想做的事情。我想，既然生命有限，那么我们为什么不在自己走得动、跑得动的年龄积极去实现我们的梦想呢？只要妈妈们的梦想能够扎根于现实的土壤，并且有足够的毅力，我相信，梦想就一定能够实现。

让梦想扎根于现实

（1）客观地认识自己

客观地认识自己是实现梦想的第一步，把自己的能力综合在一起，把握机遇，才能合理地规划自己的梦想，如果超出自己的能力范围，那就不是梦想了，而是空想。在自己能力或潜力范围以内的梦想，才能实现。

（2）为梦想规划一条道路

为自己的梦想设定目标，朝着既定的目标一步步地走下去。有步骤、有计划才能离梦想越来越近。并且设想这条路上可能出现的障碍，提前做好准备。

（3）获得家人的支持

职场妈妈不管是做什么，身后如果有自己的家人支持一定能事半功倍。而且对于职场妈妈的梦想，更应该让全家人一起来参与。

（4）必须要有些冒险精神

虽然梦想扎根于现实，但任何事情都不能百分之百地保证成功，所以顾虑太多，畏首畏尾的话，实现梦想也是不可能的。冒险精神加计划周全的实干才能把梦想变成现实。

4. 让爸爸参与到孩子的教育中来

鹏鹏出生后，妈妈就当起了全职主妇，鹏鹏的吃喝拉撒睡全都是妈妈一个人负责，而鹏鹏爸爸则真正当起了"甩手掌柜"，很少参与到鹏鹏的教育中来。在鹏鹏看来，爸爸就是吃完饭瘫在沙发上看电视的那个人，由于相处少，鹏鹏基本不依恋爸爸，甚至有时爸爸要出差三五天，他也从来不哭不闹。这样的"乖巧"反倒让妈妈很担心，儿子和他爸的关系正常吗？

谁给了爸爸"甩手掌柜"的特权

仔哥上幼儿园后，我发现了一个有趣的问题，每次开家长会，济济一堂的通常都是孩子的妈妈或者爷爷奶奶，而最少出现的人一定是孩子他爸。哪怕偶尔看到一个"爸爸"，却也发现在这个叽叽喳喳的"女人孩子堆"里，"爸爸"的沉默表现显得多么格格不入！

确实，大多数爸爸们对于孩子的事务参与得很少，他们似乎也不怎么擅长参与到孩子的事务中来，特别是在孩子小的时候。但是父亲在孩子教育中却同样是一个非常重要的角色，与母亲相比，父亲通常具有独立、果断、坚强、敢于冒险、积极进取等个性和品质。如果父亲经常与孩子在一起，孩子在日常生活中就能学习到父亲的这种行为方式或性格特点。

每当和妈妈们交流起来的时候，会听到大多数妈妈说：整天一个人带孩子真累，老公啥也不管！确实，这似乎成为了现在很多家庭的真实状况，那就是很少有爸爸积极地参与到孩子的养育或教育当中。

那么这样说来，父亲教育的缺失，全部责任真的都在父亲身上吗？

曾经听过一个有趣的笑话：一对80后夫妻有了一个可爱的小宝宝，老公看到老婆每天都很用心地教孩子叫"爸爸"而大受感动，认为太太真好，先教孩子叫爸爸，而不是先叫妈妈，觉得好幸福哦！在一个寒冬深夜，孩子哭闹不休一直叫"爸爸"。此时夫妻俩睡得正香，老婆推了推老公说：你儿子一直在叫你，你快去。这时老公才明白"原来如此"！听完这个段子之后常常让人哈哈大笑，我也不例外，但笑完之后却也不禁让我深思。

一直都有人在说，现代家庭里爸爸对孩子教育缺失，缘于父亲的传统观念，古话就讲女人有"相夫教子"的责任，父亲普遍觉得养育孩子是女人的事。同时，父亲工作更忙碌也是一个方面，这些说法确实都有一定道理。但父亲教育的缺失，是不是责任全都在爸爸一个人身上呢？不，妈妈也有责任！现实情况中，我们大多数妈妈一边抱怨一个人带孩子太累，但一边又乐此不疲地大包大揽负责孩子所有的事，嫌老公"冲个奶也笨手笨脚"，"换个尿布也换不好"，等等。妈妈的这种态度无疑在一定程度上阻碍了父亲参与到孩子养育和教育中来。

所以，当下次我们在抱怨爸爸们对孩子不够积极时，可以试着先抛开爸爸们自身存在的问题，作为妈妈的我们先反省自己，我真的主动放手积极地让老公来参与了吗？我为孩子和父亲相处创造各种机会了吗？

让爸爸积极地参与到孩子的教育中来

（1）给父亲留一个重要的位置

在怀孕的过程中，妈妈们就要让爸爸们参与到自己的孕育过程中来，不要以为孩子不在爸爸肚子里就和他无关。妈妈可以经常和爸爸畅谈一下两人未来对孩子的养育或教育，带他参加一些育儿讲座，了解一些孩子的心理发育过程等，要让他意识到父亲的照顾和教育是必不可少的，不可替代的。

（2）妈妈们不要再大包大揽了

孩子出生后大多数喂养照顾的任务都落在妈妈身上，妈妈和宝宝接触的时间也最长。但适当的时候，妈妈们不妨把给孩子冲奶粉、换尿片等一些相对简单的事情交给爸爸，让他们参与到孩子的养育中来。如果实在担心他们做不好，你可以检查一下，但切不能因为做得不好就干脆不让他做。

（3）协调各自的任务

随着孩子慢慢长大，父母各自的任务也应该越来越明朗，一般母亲主要负责照顾孩子的饮食起居，父亲则主要负责带孩子出门游玩、运动等。不管怎么安排，父母双方一定要商量协调好，共同承担养育孩子的责任。在这个过程中，父亲也会体会到和孩子在一起的乐趣。

（4）父亲再忙，也要抽空跟老师交流

对于孩子学校里的事情，比如开家长会，学校组织春游，学校组织的比赛，等等，妈妈最好提前跟爸爸商量协调，让爸爸知道，你和孩子都重视他的参加，所以尽量请爸爸在忙碌中挤出时间，多出现在孩子的学校里，跟老师交流，了解孩子在学校的情况。

（5）给父亲们一次全权负责孩子的机会

大多数孩子从小到大，总少不了妈妈的陪伴照顾，而爸爸的陪伴照顾则处于时有时无的状态。所以妈妈们不妨找一个适当的机会，让爸爸和孩子单独相处几天。在这几天时间里，父亲对孩子的责任意识可能会变得深刻许多。

附录一　0~3岁宝宝生长发育卡

出生时生理指标均值：

体重	3.12~3.31 千克
身高	49.6~51.7 厘米
头围	33.5~34.4 厘米
胸围	32.2~32.3 厘米

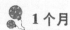 1个月

生理指标均值：

体重	4.81~5.05 千克
身高	56.1~56.9 厘米
头围	37.4~38.2 厘米
胸围	36.9~38.0 厘米

身体外观和生长

宝宝出生后到第28天，称为新生儿期。这个阶段，宝宝要适应脱离母体后的新环境。

宝宝出生后两三天，体重会有所下降。这是由于浮肿消退引起的正常生理现象，妈妈不用担心，只要喂养得当，一周后宝宝就会恢复到正常体重。满月时，宝宝的体重会增加1千克左右。

出生后的很长一段时间，宝宝睡觉时都呈现"投降"姿势，双腿蜷缩呈弓形，两手高举。有些父母担心宝宝长大后会变成罗圈腿，而采用绑腿等方式帮助宝宝矫正。这种担心完全没有必要，这是因为子宫内空间狭窄而造成的，随着宝宝慢慢长大，就会自动矫正。

动作发育

前1~2周内，孩子会有些痉挛的样子，下巴会颤抖，手也会抖动，快满月时宝宝的上下肢就能顺畅地活动，看起来像在骑自行车。宝宝的手大部分时间紧握成拳，手指运动非常有限，但他可以屈伸手臂，将手放到眼睛看得见的范围内或口中。

感觉发育

第一个月时的宝宝完全是个小近视眼。出生时只能看见身旁的物品，逐渐他能够观看在他前方8~12厘米远的物体. 妈妈可以在婴儿床上挂一些物品，做垂直移动，看宝宝是否能用眼睛追随。当宝宝满月时，可以看见3米处的物体。他也将学会跟踪运动的物体。这时候的宝宝，最喜欢看人脸或者黑白色、高对比度的图案。

即使才一个月，宝宝的听力也已经完全成熟，他会密切关注周围说话的声音，也会对噪声敏感。你会发现，他特别喜欢熟悉的声音和语言。在宝宝出生后，医院都会做一个听力测试，有些宝宝因为羊水堵塞耳道的关系，会通不过测试，对此家长不要太担心，很多宝宝都有这样的情况。密切观察宝宝的状况，平时可以有意识地在宝宝的耳朵旁轻声说话，看宝宝有没有反应。在宝宝满 42 天后，带他回医院复查即可。

这个时候的宝宝对味道和气味十分敏感。他喜欢甜味，不喜欢苦或酸的气味，出生仅一周，宝宝就能辨别妈妈的味道。他对触摸和包裹的方法也十分敏感，喜欢柔软而不是粗糙的感觉，更不喜欢被粗鲁地摸抱。

语言发育

这个时候的宝宝表达需求的唯一方法就是哭，仔细观察就会发现宝宝的不同需求会用不同的哭声来表现。

认知发育

宝宝有时候警觉而主动，有时可以观察但被动，有时他很疲劳而易被激怒。无论哪种状态，父母都要耐心。在第 2~4 周，约 20% 的宝宝会出现腹绞痛，他们常常哭泣、尖叫、蹬腿和排气，这时就需要多帮宝宝按摩肚子。腹绞痛会随着孩子的成长而减轻，3 个月时完全停止。

情感和社交发育

第一个月，宝宝最重要的发育特征之一是出现第一次微笑或"咯咯"笑，通常在睡眠中出现。这可能是婴儿睡醒的信号，或者是对某些内部冲动的反应。

即使才出生的小宝宝，也已有了自己的个性，有些宝宝性格活泼，有些宝宝气质敏感，有些宝宝个性沉稳，妈妈要根据宝宝的个性选择适合的喂养方式。

反射

在生命的第一周，妈妈会发现宝宝很多的反射，把手放在他的嘴边，他会将头转向你的手，这个动作就像喂乳时寻找乳头，这叫觅食反射。把手指放入他的口腔，宝宝就会开始吸吮，这是吮吸反射。把手放在宝宝的手心里，宝宝会握紧，这是掌握反射。宝宝还会出现踏步反射、摩罗反射等多种反射。用手臂托着宝宝，让他的足底接触一个平面，他会将一只脚放在另一只前面，好像在迈步，这是踏步反射。当婴儿的头部突然移动，或向后跌倒，或因某种原因吃惊时，他的反应是手脚张开，颈部伸直，然后快速将手臂抱在一起，开始大哭，这就是摩罗反射。

 ## 2 个月

2 个月的宝宝生理指标正常均值：

体重	5.74~6.15 千克
身高	59.2~60.4 厘米
头围	38.9~40.04 厘米
胸围	38.00~40.4 厘米

身体外观和生长

2个月时的孩子看起来有点圆胖，但当他更加主动利用手和脚时，肌肉就开始发育，脂肪将消失。他的骨骼将很快生长，好像他的手和腿放开了一样；他的身体和肢体将伸开，看起来高而瘦。

动作发育

到2个月时，宝宝的头已经能挺起来了，把宝宝竖着抱起来，宝宝的头不用扶托就能伸直。宝宝开始对手感兴趣，他会用好奇的眼光看着自己的一双小手，感到十分新奇。

语言发育

2个月大的宝宝不仅会哭，还会咿呀咿呀地说话取乐，尤其在他睡醒时，喜欢咿呀说话。如果妈妈给他回应，用不同口型夸张地发出相似的声音，宝宝就会兴奋起来。这个时候的宝宝经常能发出笑声，也会对爸妈的某种表情或接触他某个部位而条件反射性地大笑。

感觉发育

2个月的宝宝会表现出对某张图的偏爱，他有自己喜爱的挂图并且能愉快地注视，眼睛滴溜溜溜地转。他喜欢看照料自己的亲人的脸，也会表现出这种偏爱。

这时候宝宝的听觉已经很灵敏了，他能够听到并分辨一些声音。当宝宝因为饥饿而哭闹时，只要听到母亲的脚步声，就会停止哭闹并转头张望，安静地等候妈妈把自己抱起来。

这一阶段的宝宝不需要再像月子里那样频繁喂奶，吃奶间隔明显延长，生活开始有规律，晚上睡眠时间变长。

情感和社交发育

2个月大的宝宝每天将花费一定的时间观察他周围的人，他聆听大人的谈话。他开始明白自己在被喂养，有人哄自己高兴，给予自己安慰并让自己舒服。周围人的笑容能使他感到舒心，然后本能地露出微笑。

这个阶段宝宝会表现悲痛、激动、喜悦等情绪了，当他情绪激动时，能够通过吸吮让自己安静下来。在宝宝情绪好时，对着他做一些面部表情，会被宝宝模仿。妈妈要敏感地对待宝宝的情绪体验，尽量细心和耐心地与宝宝打交道。

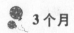 3个月

体重	6.42~6.98 千克
身高	61.6~63.0 厘米
头围	40.1~41.0 厘米
胸围	40.2~41.4 厘米

身体外观和生长

这个时期是宝宝身体发育最快的时候，身长较初生时增长约1/4，体重已比初生时增加了1倍，宝宝看起来有点圆胖，妈妈不用担心，当宝宝更加主动利用手和脚时，他的脂肪就会逐渐消失，肌肉就开始发育。

动作发育

3个月的宝宝已经能够自如地让头随着自己的意愿转来转去，同时眼睛跟随着头的转动而左顾右盼，在大人的搀扶下，宝宝能够坐着。当宝宝趴着时，他的头已经可以稳稳当当地抬起，还能用两臂把前半身支撑起来。到这个月末时，他甚至可以用腿从前向后踢自己。他会仔细看自己的小手，无意识的双手会握在一起放在胸前玩，这标志着宝宝手的动作开始发育。但这时他的手眼不协调，显得很笨拙，常常够不到玩具。

到这个月末，宝宝曾有的许多反射都会逐渐消失，反射消失后，他可能暂时缺乏活动，但他的动作将更加细致，而且更加有目的，将稳定地朝成熟的方向发展。

语言发育

3个月的宝宝在语言上有了一定的发展，发音增多，能发出清晰的元音，如啊、噢、呜等，似乎在向妈妈说着知心话。逗他时他会非常高兴并发出欢乐的笑声，当看到妈妈时，脸上会露出甜蜜的微笑，嘴里还会不断地发出咿呀的学语声。当宝宝发出声音时，妈妈要认真聆听，并且与之应答，就像和宝宝交谈一样。为了促进宝宝对语言的感知能力，可以用不同的语调和他说话。

感觉发育

3个月的宝宝视觉会出现戏剧性的变化，眼睛更加协调，两只眼睛可以同时运动并聚焦，对颜色鲜艳的如红、绿、蓝等玩具能很快产生反应，对其他颜色反应要慢一些。宝宝已经能够认识奶瓶，看到大人拿着它就知道要给自己喂饭或喝水，会非常安静地等待着。

宝宝的听觉上发展较快，能够开始辨别声音的来源，听到声音后，头能顺着响声转动。

情感和社交发育

到第三个月末，宝宝已经能够很好地利用"微笑"这个技巧，会通过有目的的微笑与大人进行"交谈"，并且用"咯咯"笑引起你的关注。如果看不到你的回应，他会躺着等待，观察你直到你开始微笑，然后他也以喜悦的笑容、张开的双手或者有节奏的运动作为回应。

这个阶段宝宝的模仿能力更强了，更喜欢模仿各种面部运动，看到别人说话时他会张开嘴巴，并睁开眼睛，如果对方伸出舌头，他也会做同样的动作。

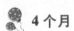 **4个月**

体重	7.01~8.5 千克
身高	63.8~65.1 厘米
头围	41.2~42.1 厘米
胸围	41.3~42.3 厘米

身体外观和生长

当宝宝进入第四个月时，宝宝的发育速度较前三个月要慢，后囟门将闭合；由于头部的生长速度比身体其他部位快，宝宝的头看起来仍然较大，这十分正常；他的身体很快就能追赶上。这个时候宝宝开始长牙，有些发育早的宝宝已经长出1~2颗牙了。

动作发育

4个月大的宝宝动作较前3个月熟练得多，头能稳定地抬起来，在爸爸妈妈的帮助下能够翻身。在俯卧时，他还可以用肘部支撑抬起头和胸。宝宝的腿能自主地屈曲和伸直，偶尔他还会尝试弯曲自己的膝盖，然后惊喜地发现自己可以跳。

宝宝能够紧抓住自己的东西不放，他感兴趣的物品，都要抓一抓、碰一碰。

语言发育

4个月大的宝宝，语言发育很快，高兴的时候，会大声笑，如果有人与他讲话，他会发出各种各样的声音，好像对话一般。

感觉发育

4个月的宝宝能注视1厘米左右大小的物品。两只眼睛能协调运动，注视并跟踪在他面前半周视野内运动的任何物体；眼睛协调也可以使他在跟踪靠近和远离他的物体时视野加深。他的视线开始灵活起来，能从一个物体转移到另外一个物体，两眼随着移动的物体从一侧到另一侧。

由于长牙，宝宝的唾液分泌很旺盛，常常有口水流下来。有些宝宝还会把手指放在嘴里吸吮，这是宝宝进入口腔敏感期的标志，妈妈不用担心。

情感和社交发育

4个月的宝宝开始认识父母，他最喜欢父母，同时也会逐渐认识别的小朋友，听到街上或电视中有儿童的声音会扭头寻找。随着孩子长大，他对儿童的喜欢也会增加。宝宝能通过手舞足蹈和其他的动作表示愉快的心情，能够盯着一个地方什么动作都不做，然后再恢复正常。

抱着宝宝坐在镜子对面，让宝宝面向镜子，然后轻敲玻璃，吸引宝宝注意镜子中自己的影像，他能明确地注视自己的身影，对着镜中的自己微笑并与他"说话"。

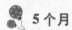 **5个月**

体重	7.53~8.02 千克
身高	65.5~67.0 厘米
头围	42.1~43.0 厘米
胸围	42.1~43.0 厘米

身体外观和生长

宝宝的眉眼等五官开始"长开了"，脸色红润而光滑，变得更加可爱。此时的宝宝已逐渐成熟起来，更加活泼，身高、体重增长速度开始减缓。

动作发育

让宝宝仰卧在床上，他能很熟练地翻身了，随着背部和颈部肌肉力量的逐渐增强以及头、颈和躯干的平衡发育，有的宝宝可以独自坐一小会儿。趴着时，宝宝很想努力向前爬，但因为腹部还不能抬高，所以爬行受到一定限制。

宝宝能够用一只手去拿自己想要的玩具，并能抓住玩具。如果玩具掉到地上，他会用目光追随掉落的玩具。这个时候的宝宝经常故意把手中的东西扔在地上，捡起来再扔。也把丢掉的东西拉到身边，推开、再拉回，反复这个动作，这是宝宝在显示他的能力。

感觉发育

5个月宝宝的视力范围可以达到几米远，眼球能上下左右移动并注意一些小东西，可以跟着某个运动中的东西移动眼睛。能够辨别红色、蓝色和黄色，尤其偏爱红色或蓝色。对大人的脸非常有兴趣，并用手指戳大人的眼睛。

宝宝开始用表情来表达自己的想法，并能区别家人的声音。他将听到元音和辅音，并开始注意它们结合成音节、词汇或句子的方式。宝宝开始咿呀学语，尽管听起来像胡言乱语，但如果你仔细听，会发现他会升高和降低声音，好像在发言或者询问一些问题。

5个月的宝宝开始认识到物质永恒原则。逐渐意识到每天跟他相处的是同一个人，开始寻找藏在衣服下面或者盒子内的玩具。

情感和社交发育

5个月大的宝宝是一个快乐的、令人喜爱的小人儿，微笑随时可见，除非宝宝生病或不舒服，否则，每天长时间展现的愉悦微笑都会点亮你和家人的生活。听到母亲或者熟悉的人说话的声音就高兴，甚至会大声笑出来。这一时期是巩固宝宝与父母之间亲密关系的时期。

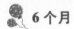 **6个月**

体重	8.0~8.62千克
身高	67.6~69.2厘米
头围	43.0~44.1厘米
胸围	42.9~44.0厘米

身体外观和生长

宝宝体格进一步发育，神经系统日趋成熟。乳牙开始冒出来，常常是最先长出下面两颗门牙，然后长出上门牙。这个阶段可以开始给宝宝添加辅食了。

随着年龄的增长，宝宝之间天生的个体差异会更加明显，有的宝宝不需要扶也能坐一小会儿，另一些宝宝需要扶着才能坐稳，妈妈不必为宝宝个体差异发展快慢而担心，只要宝宝精神好又能吃，就没问题。

动作发育

宝宝俯卧时，能用肘支撑着将胸抬起，但腹部还是挨着床。在家长的帮助下，能从趴着改成坐起来。随着头部颈肌发育的成熟，宝宝的头能稳稳当当地竖起来了，他们不愿意被家长横抱着，喜欢大人把他们竖起来抱。

随着身体协调能力的提高，孩子能够发现自己身体的其他部分。仰面躺时，他会抓住他的脚和脚趾，并放到嘴巴里；不裹尿布时，他会触摸生殖器；坐起来时，他会拍自己的臀部和大腿。

感觉发育

宝宝能在镜子中发现自己,并与这个新伙伴聊天。照镜子时会笑,用手摸镜中人。能够知道自己的名字,听到叫他的名字会有反应。

随着认知能力的发育,他更喜欢那些能发出声音的物品,并通过种种努力,试验它们的声音。他开始故意丢弃物品,让你帮他捡起来。这时你可千万不要不耐烦哟,因为这是他学习因果关系并通过自己的能力影响环境的重要时期。

情感和社交发育

这个时期,宝宝对这个世界充满了好奇心,变得越来越好动。高兴时会笑,受惊或心情不好时会哭,而且情绪变化特别快,刚才还哭得极其投入,转眼间又笑得忘乎所以。当妈妈离开时,宝宝的小嘴一扁一扁地似乎想哭,或者哭起来。如果宝宝手里的玩具被夺走,就会惊恐地大哭,仿佛被人伤害了似的。听到妈妈温柔亲切的话语时,就会张开小嘴"咯咯"地笑,并把小手聚拢到胸前一张一合地像是拍手。这是宝宝自尊心形成的重要时期,父母要给予宝宝适时鼓励,从而使宝宝建立起良好的自信心。

 7个月

体重	8.07 ~ 8.7 千克
身高	68.35 ~ −69.95 厘米
头围	43.3 ~ 44.15 厘米
胸围	43.4 ~ 44.4 厘米

身体外观和生长

宝宝的身体发育开始趋于平缓。如果下面中间的两个门牙还没有长出,这个月也许就会长出来。

动作发育

宝宝不需要用手支持就能保持几分钟坐姿,不需要帮助就能从躺着变成坐着。他发现用手可以做很多令人惊奇的事情并学会如何将物品从一只手转移到另一只手、从一侧到另一侧的转动并反转。翻身动作已相当灵活了,尽管孩子还不能站立,但两腿能支撑大部分的体重。扶着宝宝腋下时能够上下跳跃,坐在桌子边的时候会用手抓挠桌面,可以够到桌上的玩具,会撕纸,会摇动和敲打玩具,两只手可以同时抓住两个玩具。

感觉发育

宝宝会寻找丢了的玩具,能认出熟悉的事物。叫他时能对自己的名字有反应,能认出自己熟悉的人并与他打招呼,与自己最亲密的3~4个人,即使离开一个星期,他也会认出来。

能发出各种单音节的音,会对玩具说话。能够使用一些身体语言来表达,最容易做的是拍手叫"好",拱手"谢谢",妈妈经常做给宝宝看,宝宝很容易学会。

情感和社交发育

宝宝已经能够区别亲人和陌生人,看见看护自己的亲人会高兴,从镜子里看见自己会微笑，如果和他玩藏猫猫的游戏，他会很感兴趣。已经开始能理解别人的感情，如果对宝宝十分友善地说话，他会很高兴，如果你训斥他，他会哭。宝宝会用不同的方式表示自己的情绪，用哭、笑来表示喜欢和不喜欢。这个时期的宝宝能有意识地较长时间注意感兴趣的事物，开始出现分离焦虑的情绪，妈妈离开会难过地哭出来。出现认生的行为，对许多东西表现出害怕。

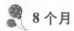 **8个月**

体重	8.36~9.0千克
身高	69.7~71.3厘米
头围	43.8~45.0厘米
胸围	43.7~44.9厘米

身体外观和生长

宝宝发育更加成熟，不论有没有出牙，都会独立吃饼干，有咀嚼动作。对周围的一切充满好奇，但注意力难以持续，很容易从一个活动转入另一个活动。

动作发育

宝宝可以自如地在没有支撑的情况下坐起来，坐得很稳，还可以一边坐一边玩，左右自如地转动上身，也不会使自己倾倒。随着躯干肌肉逐渐加强，最终宝宝将学会如何从仰卧翻身到趴着，然后坐起来。现在他已经可以随意翻身，一不留神他就会翻动，所以在任何时候都不要让孩子独处。

宝宝开始会爬，刚开始的时候宝宝爬行有三个阶段，有的孩子向后倒着爬，有的孩子原地打转，还有的是匍匐向前，这都是爬的一个过程。等宝宝的四肢协调得非常好以后，他就可以立起来进行"手膝爬"了，头颈抬起，胸腹部离开床面。可在床上爬来爬去。

宝宝能自如地拍手，会用手挑选自己喜欢的玩具玩，常常咬玩具。他基本上已经可以很精确地用拇指和食指、中指捏东西，他会对任何小物品使用这种捏持技能。能伸开手指，主动地放下或扔掉手中的物体，而不是被动地松手。不论什么东西在手中，都要摇一摇或猛敲。

感觉发育

宝宝明显地变得活跃了，发音增多。从早期发出"咯咯"声，或尖叫声，向可识别的音节转变。当他吃饱睡足情绪好时，常常会主动发音，发出的声音不再是简单的元音，他会笨拙地发出"妈妈"或"拜拜"等声音。

除了发音之外，孩子在理解成人的语言上也有了明显的进步。他已能把母亲说话的声音和其他人的声音区别开来，可以区别成人的不同的语气，如大人在夸奖他时，他能表示出愉快的情绪，听到大人在责怪他时，他会表示出懊丧的情绪。还能"听懂"成人的一些话，并能作出相应的反应。

情感和社交发育

如果对宝宝十分友善地谈话，他会很高兴；如果你训斥他，他就会哭。看见熟人会用微

221

笑来表示认识他们，看见亲人或看护他的人便要求抱，如果把喜欢的玩具拿走，他就会哭闹。对新鲜的事情会惊奇和兴奋。从镜子里看见自己会到镜子后面去寻找。

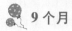 9个月

体重	8.58～9.22 千克
身高	71.6～72.8 厘米
头围	44.15～5.36 厘米
胸围	44.05～45.25 厘米

身体外观和生长

宝宝的牙齿长出 2～4 颗，还没有长牙的宝宝，家长也不要担心和焦虑，有些宝宝 10 个月才长牙，一次就长 4～5 颗。

动作发育

把宝宝扶起来，他能站稳伸直，搀扶着能站立片刻，能抓住栏杆站起来，也能从坐立主动地躺下变为卧位，而不再被动地倒下。此时的宝宝会出现一个非常重要的动作，就是伸出食指抠东西，例如抠桌面，抠墙壁。这些动作的出现不是偶然的，这是孩子最初的一些"思维"活动，是孩子心理发展到一定阶段表现出来的能力。家长应提供机会让孩子做一些探索性的活动，而不应该去阻止他或限制他。

感觉发育

此时的宝宝也许已经学会随着音乐有节奏地摇晃，能够认识五官。能够认识一些图片上的物品，例如他可以从一大堆图片中找出他熟悉的几张。知道自己的名字，叫他名字时会答应，给他不喜欢的东西，他会摇摇头，玩的高兴时，他会"咯咯"地笑，表现非常欢快活泼。

这时他能够理解更多的语言，他的交流具有了新的意义，会做 3～4 种表示语言的动作；对不同的声音有不同的反应，当听到"不"或"不动"的声音时能暂时停止手中的活动。妈妈这时要尽可能地与宝宝说话，告诉他周围所发生的事情，可以增加宝宝的理解能力。

宝宝能模仿发出双音节如"爸爸"、"妈妈"等，男孩比女孩略微迟一些，因为管理说话的语言运动中枢发育相对迟一些。如果宝宝能听懂，也不必计较宝宝称呼亲人的早和晚。

情感和社交发育

之前一段时期，宝宝是坦率、可爱的，而且和你相处得非常好；到这个时候，她也许会变得紧张执著，而且在不熟悉的环境和人面前容易害怕。他这种行为模式的巨大变化是因为，他有生以来第一次学会了区别陌生人与熟悉的环境。

对陌生人感到焦虑是宝宝情感发育旅程中的一个里程碑。即使是以前和宝宝可以很好相处的亲属或儿童看护者，现在也会表现为躲藏或者哭泣，特别是在他们草率地接近宝宝时。这种情况是正常反应，不必感到忧虑。

他对妈妈更加依恋，这是正常的，是分离焦虑的表现。正如他开始认识到每一个物体

都是独特而永恒的，他也会发现只有一个你。当你走出他的视野时，他知道你在某个地方，但没有与他在一起，这样导致他更加紧张。他几乎没有时间概念，不知道你什么时候回来，或会不会回来。这种情感分离焦虑通常在 10~18 个月期间达到高峰，在一岁半以后会慢慢消失。不要抱怨他的占有欲，尽你的努力维持更多的关心和好心情。你的行动可以教授他如何表达爱并得到爱，这是他在未来许多年赖以生存的感情基础。

10 个月

体重	8.58 ~ 9.22 千克
身高	71.6 ~ 72.8 厘米
头围	44.15 ~ 45.36 厘米
胸围	44.05 ~ 45.25 厘米

身体外观和生长

宝宝长了 4~6 颗牙，对奶的需求逐步降低，有的宝宝每天可以只喝四顿奶，开始固定一日三餐。

动作发育

宝宝能稳坐较长时间，能自由地爬到想去的地方，一旦孩子会独坐后，他就不再老老实实地坐了，就想站起来了。他能扶着东西站起来，站得很稳。能迅速爬行，大人牵着手会走。如果孩子运动发育好些的话，还会扶着东西挪动脚步或者独站。在成人的语言和动作引导下，能模仿成人拍手、挥手再见和摇头等动作。

随着宝宝学会随意打开自己的手指，他会开始喜欢扔东西。如果你将小玩具放在他椅子的托盘或床上，他会将东西扔下，并随后大声喊叫，让别人帮他捡回来，使得他可以重新扔掉。

感觉发育

现在宝宝已经知道了若干物品的名称了，接下来就可以认识物品的颜色了，宝宝认识的第一种颜色是红色。妈妈拿出几个红色的东西使宝宝理解，红色不是专门指某一个东西，红色可以指许多同颜色的东西，让宝宝接受一个共性的概念并不太容易，即使迟一点才能理解，也是正常的。

宝宝能够主动地用动作表示语言，有些宝宝也许已经会叫妈妈、爸爸；但可能性更大的是，孩子周岁时的语言是一些快而不清楚的声音，这些声音具有可识别语言的音调和变化。只要孩子的声音有音调、强度和性质改变，他就在为说话作准备。在他说话时，你反应越强烈，就越能刺激宝宝进行语言交流。

情感和社交发育

随着时间的推移，孩子的自我概念变得更加成熟，喜欢被表扬，以前你可能在他舒服时指望他能听话，但是现在通常难以办到，他将以自己的方式表达需求。

当他变得更加活跃时，你会发现你经常要说"不"，以警告他远离不应该接触的东西。

但是即使他可以理解词汇以后，他也可能根据自己的意愿行事，必须认识到这仅仅是强力反抗将要来临的前奏。

此时宝宝的分离焦虑将会更加严重，妈妈一定要有耐心，走的时候要与宝宝告别，同时告诉他妈妈离开一段时间后就会回来，让他产生足够的信任感。当他慢慢知道这只是短暂的分开，妈妈还会回来与他在一起时，他就会慢慢摆脱分离焦虑的情绪。

 11个月

体重	8.8~9.44 千克
身高	72.3~73.8 厘米
头围	44.5~45.7 厘米
胸围	44.4~45.6 厘米

身体外观和生长

随着牙齿的增多，宝宝对食物的接受能力更强了。有些宝宝甚至能吃一些米饭、面条等固体食物。这个月应当考虑断母乳的问题了，断去母乳，应当每日补充600~700毫升的配方奶，以免体重不增加。

动作发育

宝宝可能在大人的搀扶下就能走了，并能扶着推车向前或转弯走，还可以扶着家具迈步走。穿裤子时会伸腿，用脚蹬去鞋袜。

随着协调能力的改善，宝宝可以更深入地研究他遇到的物品。很容易被带有运动部件的玩具吸引——旋转的轮子、可以移动的杠杆和可以闭合的铰链，小孔也会让他着迷，因为他可以将指头伸入。能用手捏起扣子、花生米等小的东西，并会试探地往瓶子里装，能从杯子里拿出东西再放回去，双手可以摆齐玩具，手指变得更加灵活。会模仿成人擦鼻涕，用梳子往自己头上梳等动作，会不熟练地用杯子喝水。

随着对身体的控制更加自如，宝宝将玩具扔掉后，自己能拾起来，能按顺利抓起桌面上的物体，抓起一块，放下一块，手的动作灵活性明显提高。

感觉发育

此时的宝宝已经能指出身体的一些部位；头能直接转向声源，喜欢叽里咕噜地说话，喜欢模仿动物的叫声，如小狗"汪汪"，小猫"喵喵"等，能把语言和表情结合在一起，他不想要的东西，他会一边摇头一边说"不"。

情感和社交发育

此时的宝宝已经能执行大人提出的简单要求。会用面部表情、简单的语言和动作与成人交往。这个时期的孩子能试着给别人玩具，心情也开始受到妈妈的情绪影响。喜欢和成人交往，并模仿成人的举动。

在不断的实践中，他会有成功的愉悦感；当受到限制（尤其是成人总说不要、不能……）、遇到"困难"时，仍然以发脾气、哭闹的形式发泄因受挫而产生的不满和痛苦。

12 个月

体重	9.02 ~ 9.65 千克
身高	73.7 ~ 75.65 厘米
头围	44.85 ~ 45.9 厘米
胸围	44.75 ~ 45.9 厘米

身体外观和生长

宝宝吃饭兴趣更大了，随着手部动作的协调，宝宝开始厌烦母亲喂饭了。可以尝试让宝宝自己吃，即使他还用不好勺子，会弄得一团糟，但这就是宝宝成长的表现。

动作发育

宝宝爬得更灵活了，还会试着爬到一些矮的家具上去。宝宝能够站起、坐下，绕着家具走的行动更加敏捷。有些宝宝不必扶，自己能独走几步，尽管还不太稳，但对走路的兴趣很浓，这一变化使孩子的眼界豁然开阔。

宝宝喜欢将东西摆好后再推倒，喜欢将抽屉或垃圾箱倒空。他对别人的帮助很不满意，有时还大哭不闹以示反抗。他要试着自己穿衣服，拿起袜子知道往脚上穿，拿起手表知道往自己手上戴，给他个香蕉他也要拿着自己剥皮，给他小物品他会投入容器中，还会知道盖盖子。这些都说明孩子的独立意识在增强。

感觉发育

在宝宝周岁时，他逐渐知道所有的东西不仅有名字，而且也有不同的功用。你会观察到他将这种新的认知行为与游戏融合，产生一种新的迷恋。例如，他不再将一个玩具电话作为一个用来咀嚼、敲打的有趣玩具，当他看见你打电话时，他会模仿你的动作。你可以通过给他提供建设性的玩具——鞋刷、牙刷、水杯或汤勺来鼓励这种重要的发育活动。

此时宝宝对说话的兴趣日益增加。能够对简单的语言要求作出反应，如对"不"有反应。也能利用简单的姿势，例如用摇头代替"不"。这时虽然宝宝说话较少，但他已经能用单词表达自己的愿望和要求，并开始用语言与人交流。而且他已能模仿和说出一些词语，他所发出的声音开始有一定的具体意义，这时可结合具体事物训练孩子的发音。

此时他仍然非常爱动，不要期望他会有所不同。

情感和社交发育

这个阶段他开始对小朋友感兴趣，愿意与小朋友接近、做游戏。自我意识增强，开始要求自己吃饭，自己拿着杯子喝水。

可以识别许多熟悉的人、地点和物体的名字，有的宝宝可以用招手表示"再见"，用作揖表示"谢谢"，会摇头，但往往还不会点头。

这个时期孩子一般很听话，愿意听从大人指令，比如帮助大人拿东西，以求得赞许，对亲人特别是对妈妈的依恋也增强了。

🎈 1 岁到 1 岁半

体重	10.65~11.25 千克
身高	81.6~82.7 厘米
头围	46.5~47.6 厘米
胸围	46.8~48.0 厘米

身体外观和生长

在宝宝将要 1 周岁时，他的身高和体重会稳定增加，但不如最初几个月那么快。在 4 个月左右体重增加 1.8 千克的婴儿，在第 2 年的体重增加总量可能只有 1.4~2.3 千克。

宝宝的头部生长也会特别慢。初学走路的孩子容貌的改变比身高、体重变化大得多。12 个月时，他虽然会走路或会说几句话，但看起来仍像一个婴儿。而 1 岁后的宝宝，婴儿时期的脂肪逐渐减少，胳膊和腿逐渐加长，脚不再扭向一边，而是走路时朝前了。脸变得比以前更有棱角，下巴也显露了出来。

这个阶段宝宝睡眠时间减少，白天睡一次午觉，晚上一般 9 点左右睡，第二天早晨 6 点起床。如果是到了半夜一两点醒来玩耍的，都是白天锻炼不够导致的。宝宝的饮食以肉、蛋、豆腐、蔬菜、谷物为主，奶类为辅。

动作发育

宝宝更加好动了，而且走路更稳了，有时还想跑，尤其是在户外；在家里也经常是爬上爬下。喜欢学着大人的样子踢皮球，还喜欢按所有可以按动的开关或按钮，不停地打开关上。

宝宝喜欢能推拉、会移动的玩具，喜欢玩球，有的宝宝会倒着走。多数宝宝能够搭起好几块积木。会翻稍厚的小人书的书页，但不是一页一页地翻。

1 周岁时用拇指和食指捡起很小的物体对孩子来说仍然是一个挑战，但是到了一岁半时做这种动作就轻而易举了。他可以随心所欲地捡起小的物体，探索他能够想到或变换的所有方向。他最喜欢的游戏包括：将 4 块积木叠成木塔，然后推倒；打开和关闭盒子或者其他的容器；捡起球或者其他运动的物体；扭动门的把手和翻书；将圆钉插入小孔中；涂鸦。这些活动不仅能够锻炼孩子手的灵活性，而且让他对空间概念也有个认识。

感觉发育

这个阶段的宝宝喜欢重复做一件事，更喜欢听同一个故事，重复听，通过重复、熟记，学到经验。宝宝喜欢用勺子自己吃饭，即便洒了或弄脏了，都不要紧，妈妈在教育宝宝方面要有耐心，多鼓励。宝宝必须咀嚼脆的和硬的食物，这样正好适应牙的萌出。游戏方面以交替脚上楼梯、双足下楼梯、认识黑色和方形、按年龄性别称呼人、图卡配对等最适宜。

宝宝能认识物体的准确方向，会把简单形状的东西放入模型中；喜欢看图画，会指着图画并拍打它们；喜欢用蜡笔乱涂乱画。希望被理解，用手势表达自己的意思。

过了周岁三个月，大多数宝宝都仍维持在单词句的水平，但认识的事物较多，偶尔然可以发声回答一两个问题。宝宝也逐渐具备了支配自己的能力，腿脚更有劲了，这是学跑学跳的时机,妈妈应该多给宝宝创造学习机会。在孩子想出门时把鞋递给他并说:"出去玩! 出去玩!"喜欢对着玩具电话模仿大人打电话。会称呼除爸爸妈妈之外的亲人。听名称能够指出身体上的五官及其他一些身体细节。

情感和认知发育

宝宝明显表现出不同的气质类型,有的温和安静,有的活泼好动,自我意识进一步增强;喜欢到户外玩耍,做游戏,喜欢在小朋友多的地方玩,但一般还是各自玩耍,互不交往;喜欢做没做过的事,对物体进行深入"探究"。

 1 岁半到 2 岁

体重	12.04 ~ 12.57 千克
身高	88.1 ~ 89.1 厘米
头围	47.07 ~ 48.2 厘米
胸围	47.4 ~ 48.4 厘米

身体外观和生长

2 岁生日时,他的外貌很少保留婴儿的痕迹。宝宝各方面发育更完善,基本已经能吃与大人一致的食物了。

动作发育

2 岁的宝宝走路已经很稳了,能够跑,还能自己单独上下楼梯,如有东西掉在地上了,会马上蹲下把它捡起来,喜欢大运动的活动和游戏,如跑、跳、爬、踢球等。只用一只手可以拿小杯子很熟练地喝水了。

接近 2 岁时,他的身体协调能力也有所改善,能够做到比较复杂的游戏,例如:能把6~7块积木叠起来,折叠纸张,会穿扣眼,并将绳从扣眼的另一端拉出来,能把珠子串起来,还会用蜡笔在纸上模仿着画垂直线和圆圈,把大的方钉子放进与其相匹配的孔中,拆装玩具;捏泥巴等。

2 周岁时,已经可以明确孩子是左撇子还是右撇子。当然,也有很多孩子好几年内也不表现出这种偏好,他们两手俱会,对左右手从来没有明确的喜好。强迫你的孩子使用一只手而不使用另一只手,或者在催促下导致他这种喜好的形成都是没有道理的。

感觉发育

将近 2 岁的孩子注意力集中的时间比以前长了,记忆力也加强了,能迅速说出自己熟悉的物品名称,会说自己的名字,会说简单的句子,说话时具有音调变化。有些孩子即使听力和智力都正常,但 2 岁前也可能只会说几句话。无论孩子何时开始讲话,他最初说的几个词汇可能包括家庭成员的名字、最喜欢的东西以及他身体部位的名称。他们会重复说一件事,喜欢一页一页地连续翻书。看图片时,能正确地说出图片中所画物体的名称,能背诵几句儿歌,唱一些简单的歌。会自己洗手并擦干,能转动门把手,打开盒盖,会把积木排成火车,常用剪子剪东西等。

这个阶段宝宝进入词饥期，宝宝会问"这是什么""那是什么""里面有什么""有哪些不同""它有什么用"，等等，问得很多，妈妈即使有点烦，也要耐心地告诉他。因为宝宝此时有极强的求知欲，而且记忆力也很强，应珍惜这个宝贵的时期，让宝宝大量学习词汇。

情感和认知发育

2岁期间，初学走路的宝宝对外界、朋友以及所熟悉的人或事会形成非常特别的影像，他处于中心地位，而你在离他很近的地方，他十分关心发生了什么与他有关的事。他知道其他人的存在，并对他们非常感兴趣，但是他并不知道他们的想法和感觉。就他自己的想法而言，每个人都按照他的想法思考。

分享对本阶段的宝宝是一个没有意义的词语。每个初学走路的宝宝都只认为他是游戏的中心。不幸的是，大部分宝宝都与以自我为中心的他一样自私，对玩具等物品的竞争经常使他们打架。

因为本阶段的儿童很少了解其他人的感情，所以他们仅对周围儿童具有身体上的反应。即使在探险或表现爱心时，他们相互间指着眼睛或者轻拍也可能会太重（对玩具，动物也会出现同样的情况）。不高兴时，他们会毫无目的地踢打，而不会认为可能会伤害到其他孩子。所以你要留心，当他发生身体上的攻击行为时，要迅速把宝宝抱开，但什么也不要说，更不要告诉他"不许打人"，因为宝宝还不能理解什么是"打人"，你不断地告诉他，只会强化他这种概念，让宝宝发现打人是一种自我防御的武器。

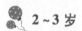 2～3岁

体重	13.49～14.04 千克
身高	93.95～95.05 厘米
头围	48.2～49.2 厘米
胸围	49.55～50.6 厘米

身体外观和生长

虽然宝宝的生长速度在2～3岁之间减缓，然而他的身体还会继续经历从婴儿到儿童的明显变化。最大的变化是身体各部分的比例：婴儿时头相对较大，腿和胳膊相对短；随着身体各部分生长速度的改变，他的身体和腿看起来比较均衡了。

宝宝的行动姿势也会发生很大的变化。矮胖、幼稚的外观是因行动姿势造成的，特别是鼓出的腹部和凹进的腰部。但随着肌肉张力的改善，孩子的姿势变得更加直立，将形成更高、更瘦、更强壮的外表。

2岁以后，同龄孩子身高和体重的差异会非常大，因此不要花费太多的时间把你的孩子与其他孩子进行比较。只要他按照自己独特的生长速度发育，就没有必要担心。

动作发育

宝宝对身体操纵更加灵活，后退和拐弯也不再生硬。走动时也能做其他的事情，例如用手、讲话以及向周围观看。各项运动能力都有发展，能非常利索地跑步，还能用单脚跳

着走。宝宝不需要集中过多精力在走路、站立、跑步或跳跃上，而是更乐意学习怎样踮着一个脚尖走路，并努力保持静止状态，宝宝可以单脚站立保持平衡。部分宝宝现在开始学习用剪刀，可以用手剪开纸张了。宝宝还能把馒头或面包一分为二。3岁宝宝的运动能力非常强，由于运动量大，宝宝的肌肉非常结实有弹性。现在宝宝已经具备良好的平衡能力，并会拍球、抓球和滚球，但是仍难以接住球。能摆弄一些大纽扣、按扣和拉链。

宝宝的手腕、手指和手掌可以进行协调的运动，因此能旋转门把、旋开广口瓶的瓶盖、用一只手使用茶杯并能剥开糖纸。本年度的主要成就之一就是学会"画画"。递给他一支蜡笔，他会将拇指和其他手指分开捏住蜡笔，然后笨拙地将食指和中指伸向笔尖，通过直线和曲线创作自己的第一件艺术品。

感觉发育

这个阶段的宝宝已经能将各种用途不同的物品分类，但还局限在按物品的用途来分，比如吃、穿、用、玩等。有些宝宝已经能自己洗脸洗脚。在吃饭时宝宝还会积极地为大家发筷子，还能端一些凉菜。节奏感强的音乐及诗歌听起来特别生动，宝宝的兴趣也非常大。

宝宝逐渐从说2个或者3个单词的句子转变为可以说4个、5个、甚至6个单词的句子。他也开始使用代词，理解了"我的"概念。

宝宝已经能背诵许多儿歌了，并能用复杂的句子表达自己的意图。宝宝的提问更全面了，他对新鲜事物的探索精神常让你疲于应付。宝宝从2岁多爱问"为什么"，现在发展到进一步提出"是什么""在哪儿""怎么样"等更深入的问题，这说明宝宝的求知欲更加强烈了。

情感和社交发育

宝宝观察这个世界时几乎只关心自己的需要和渴望。因为他们不理解其他人在这种情况下的感受，认为每一个人的感受和想法都与他们完全一样。这种情况下，他们认为自己的行为并不出格，因此不会控制自己，更关心自己的需要，而且行为也更加自私。因为孩子的行为似乎只受自己支配，你会发现自己开始担心孩子会被惯坏或无法控制他了。但他会很快地度过这个阶段。好动爱闹、异常活跃、进攻性极强的孩子通常和那些似乎从不表露他们的思想感情的安静、害羞的孩子一样"正常"。

尽管孩子对自己更感兴趣，但他的大部分玩耍时间可能用来模仿其他人的行为方式和活动，模仿和"假装"是本阶段最好的游戏。

和2岁的孩子一起玩耍非常困难。有时他愉快而友善，有时他会烦躁与恼火，而这些又通常没有原因。然而，这种脾气变化是成长的一部分，在孩子尝试控制自己的行动、冲动、情感和身体时，经常出现这种情感变化的征象。

宝宝仍不能控制自己的情感冲动，因此他在生气和遇到挫折感时会哭泣、踢打和尖叫。这是他处理生活中遇到困境的唯一方式，他可能做出故意伤害自己和他人的行为，但这是双方的事。

这个阶段的宝宝越感到自信和安全，就越独立，而且表现可能也越好。鼓励他按照成熟的方式行事，可以帮助他发展这种积极的情感。他开始探索什么可做，什么不可做。他会反复尝试，所以关键是你设定的可做与不可做的标准要保持一致。

附录二　职场妈妈效率倍增的时间管理术

宝宝的出生会给一个家庭增添无尽的欢乐，同时也给家长带来了一份不小的责任与压力。对于那些职场妈妈来说，每天奔波于公司和家庭之间，感觉最缺少的就是时间了。有些妈妈甚至感觉一天有48小时也不够用。但也有很多职场妈妈把生活安排得井井有条，在工作与宝宝之间获得了很好的平衡。下面，我们就和职场妈妈们分享一些可实践的"时间管理术"。

首先妈妈要相信缺乏时间的这种状况一定能改变，这是基于以下两个原因：

1. 时间具有极大的延展性

其实时间是一种资源，只要有效地对时间进行管理和利用，它就能发挥最大的作用。记得有这样一个实验：往装满了水的杯子里扔硬币，每扔一枚硬币水都好像要溢出来了，但直到扔了100多枚硬币，水面开始呈向上拱的圆弧状，但还是没有溢出来。这是由于水的张力造成的，时间就像这杯水，有很大的延展性，只要我们有技巧地向里面添加内容，它就会具备很大的"生长空间"。

2. 人在压力面前潜力无穷

人的潜力是无穷的，在适度的压力面前能出现无限的可能，让人效率倍增，干劲十足。尤其面对宝宝时，妈妈更是有无穷的力气与精神。即使有时候很累，但看到宝宝的笑脸，看着他一天天的成长，学会新的本领与技能，妈妈都会觉得一切辛苦都是值得的。如果能够把时间运筹帷幄，妈妈更是会在职场与孩子育儿过程中游刃有余。

这么说并不是让职场妈妈把一切压力都往自己身上扛，这样只会让职场妈妈的生活更痛苦。因为夫妻中任何一方若为家庭过度牺牲与忍耐，婚姻的不稳定程度就会提高。因为有牺牲就有痛苦，有痛苦就希望获得补偿；牺牲者牺牲得越彻底，家庭就会越混乱。而职场妈妈要想事业家庭双丰收，需要重新安排生活的优先顺序，配合有效的时间管理，这才是通往幸福生活的关键。

 一　找回分秒必争的时间意识

1. 巧妙利用碎片化时间，远离"时间小偷"

重掌生活控制权的第一步，是追踪你的时间并找出问题所在。职场妈妈要把自己一天的生活作息记录下来，事无巨细，以半小时为单位，统统记录下来。大约一周左右，妈妈就能看到自己的时间究竟浪费在哪里。例如没完没了看电视、上网淘宝、进行QQ聊天、刷微博、微信，或是和朋友聊八卦等，对于这些"时间小偷"一定要远离。对于地铁上、饭前饭后这些碎片化的时间，要注意巧妙利用。

2. 减少不必要做的事，决定不做什么比要做什么更加重要

有不少职场妈妈工作育儿两不误。曾经一个事业很成功的单身职场妈妈，在独自抚养两个孩子的同时，又陆续拿到了注册会计师的资格，还能维持每周健身和美甲的习惯。究其原因，就是把那些不必要的事情统统减少，很多时候，决定不做什么比决定要做什么更加重要。

把80%的时间投入到20%最重要的事务中去，妈妈就可以集中精力做自己最擅长、最重要的事情。最简单的方法是列出自己要做的所有事情，将它分成事业、家庭、健康、社会交往四类，并列出这四类中最重要的事情，将自己的时间分给这些事情，把其余不重要的事情分流出去。这样就不会为了给孩子买一袋奶粉而忘记开一个重要会议，也不会因为接一个老客户的问候电话而耽搁了给孩子体检的时间。

3. 善用时间账簿记录自己是否在朝着目标努力

利用笔记本或电子日历，有意识地记下每件待完成事项的目标，依照目标随时修正行动。不要把记事本变成流水账，否则越记越多，一个个做下去，只会更浪费时间。

4. 将时间单位缩小

以15分钟或半小时为一个单位，最大化地减少浪费时间的概率，同时也将零散时间利用上。

5. 专注于当下的事情

上班的时间尽量不要想家里的事，在家里与孩子游戏时也尽量不要想工作的事。

二　效率倍增的时间管理术

1. 一日之计在于夜。晚上等宝宝睡着后，提前把大人、小孩隔天的衣服拿出来，并预备好第二天早餐需要的食材，早上起来只需花一点点时间就能吃到精美的早餐，这样能让分秒必争的疯狂早晨归于平静。

2. 把宝宝托付给双方的父母或是值得信赖的保姆。一般来说，如果家里有长辈照看宝宝是最佳选择，当然因为长辈对孩子大多较为溺爱，请父母代为照看孩子时，一定要先沟通好彼此育儿的原则。否则会养成孩子任性的性格。

3. 请钟点工帮忙打扫。请一个钟点工能够把家里很多家务分担掉，比如打扫卫生、洗衣做饭等，这样能够维持家里清洁，减少夫妻双方彼此的负担。

4. 家务分工明确。要请老公一起帮忙，发挥爸爸在育儿当中的重要作用。让老公参与家务，根据自己与老公的性格特点适当分配。可以把给宝宝洗澡，哄宝宝睡觉等事情交托给爸爸，既增进父子关系，也可以让自己轻松一点。千万别为了省时间、怕不干净，自己

全部揽来做。

5. 购买功能强大的厨房用品。现在各种家用小电器非常方便好用，这些都是妈妈的好帮手，能够让烹调变得简单且省下惊人的时间。

6. 随手整理与淘汰杂物。起床后马上铺床；东西用完马上归位。定时淘汰不必要的物品。每周抽出一点时间将办公室和婴儿房里的东西都整理一下，以利于下周能有条不紊地继续战斗。

7. 通过网络与电话寻求便捷。用网络或者电话寻求服务。申请网络银行缴款，省去跑银行以及购物的时间。

8. 享受用餐的乐趣。有了宝宝后，妈妈们经常会依据孩子的爱好烹调食物，长此以往，妈妈就会觉得生活少了很多乐趣。妈妈要抽出周末或有空的时间按照自己的喜好烹调，不要一直吃孩子喜欢的食物。每周外出就餐让生活变得多彩，或是叫外卖都能更享受用餐的乐趣。

9. 制定一个陪伴孩子的"黄金时间表"。在这个时间内陪孩子做一些双方都喜欢的活动。用认真的态度制订一份黄金时间活动表，写清楚活动事项、时间和日期，贴在家里显眼的位置，让宝宝感觉到自己对他的重视。定下来的事项不要轻易修改，否则久而久之，宝宝的信任感会降低。（见表一）

10. 规划孩子的专属区。有意识地规范孩子的行为，当宝宝按照规则做时，可以适当给予表扬，这样可以省去每天不优雅地大喊上千遍"不可以"！（见表二）

11. 利用储物盒把东西分门别类，将生活和工作中所用的物品放在固定的地方，这样会节省四处找东西的时间，而且房间看起来比较整洁。

12. 可以列一个宝宝听话统计表，宝宝听话或不听话都记录下来，每天统计。如果宝宝听话的次数比较多，就可以给予适当的奖励，增加孩子的行为规范。（见表三）

13. 利用好上下班的时间充分放松。上下班途中可以给自己一点放松的机会，如听一些优美的乐曲，回家后可以看一些能让心情放松的影片等。

14. 学会委婉拒绝，避免不必要的时间和精力的浪费。

15. 将一周内要做的事情清晰地列出来，明确分工，列在可擦写的写字板上，每完成一件擦去清单中的这一项，这样可以防止遗漏要做的事情，并且可以提醒孩子爸爸去完成那些没有完成的任务。（见表四）

16. 在工作中不主动承担过于琐碎且无关紧要的事务。

17. 与宝贝一起玩游戏的时候抓紧时间锻炼身体，可以给自己设计一些锻炼身体的动作，让自己育儿、锻炼两不误。

18. 定时参加妈咪俱乐部，与同龄的妈妈多交流育儿经验，也能学到更多的方法和技巧。

19. 多带宝宝出去见世面。与朋友的聚会去还是不去呢？去就会耽误与宝宝相处的时间，不去又觉得自己的生活圈太狭窄，与其为此纠结痛苦，不如带着宝宝一同参加，这样既不耽误与朋友的聚会又能够让宝宝多见见世面。

20. 争取留出独处和夫妻共处的时间。无论生活和工作多忙，都要留出时间给自己和老公，每天回家后在固定一段时间，彼此坐下来，做一些两个人都有兴趣的事情。

 掌握五大技巧，让育儿变轻松

养育宝宝是一个体力活，也是一个技术活。在养育宝宝时，掌握一定的技巧，也能让自己把时间节约下来。

1. 节约喂养时间

为宝宝设置一个专门用来哺乳的场所，里面放上可摇摆的沙发椅，带按钮开关的台灯，可遥控的电视、CD播放机和手提电脑、电话，把工作需要准备的材料放在手边，妈妈就能利用宝宝喝奶的时间及时处理各种事情并放松身心。

给宝宝制作一个可移动的小床，架在妈妈的大床上。夜间给宝贝哺乳的时候，妈妈就不用爬起来，只要将宝贝的小床拉近就可以把他抱出来哺乳了。哺乳完毕再将宝宝放回小床，将小床推回去就OK了。

宝宝能够吃辅食后，提前准备好足够宝宝吃一个礼拜的食物，煮熟的食物用小袋子装好冰冻起来，干的食物分装在带盖的小碗或者小杯里，宝宝需要吃的时候拿出来加热就能食用。

2. 节约晚上换尿布的时间

晚上洗完澡，给宝宝换上睡衣，这样换尿布会更快捷也更方便，可以节省晚上换尿布的时间。如果熟练了，甚至在不开灯的情况下，妈妈都可以很方便地照顾宝贝。

3. 让洗浴更有趣

在浴室里放置一个筐，将宝宝的洗浴用品比如毛巾、换洗衣物、洗发水、沐浴露、纸尿裤、湿纸巾等装在里面，每周定时更新一次，这样，给宝贝洗澡的时候就不用到处跑着找这个找那个了。

当宝宝能坐稳玩水后，可以和宝宝一起洗澡，这样会让宝宝感觉很有趣，他不容易闹腾，并且在洗浴时还可以玩水，实际上花费的时间跟妈妈独自洗浴花费的时间差不多。

4. 一边做家务一边照顾宝宝

当宝宝早上或者午睡醒来，可以让他躺在一个可以移动的小摇篮里，一边做家务，一边哼唱一些他喜欢的小曲，或者跟宝贝说说话。给宝贝穿脱衣服、换纸尿裤、挑选玩具、给房间吸尘时，可以一边做事，一边偶尔给他来一个奇怪的动作吸引他的注意力，让做家务变成跟宝贝游戏的一部分。这样宝贝就会感觉到妈妈的关注，并且好奇地看着妈妈，而不会哭闹。

宝宝精神好的时候，可以准备一个围栏，给宝宝提供一个安全的空间，让宝宝愉快地在里面玩玩具。妈妈可以在旁边做家务。

5. 珍惜与宝宝相处的时间

每天花一定的时间，放下手上所有的事情，全心全意地关注宝宝对他的成长很重要。陪伴宝宝时，要全心全意，和宝宝开心地玩耍，充分享受和宝宝在一起的时间，提高亲子交流的质量，也是减轻压力、变得轻松的方法之一。

当宝宝哭闹时，给予他足够的关注，对自己说，这一切都会过去，宝宝总有一天会长大，会独立。

6. 陪伴宝宝比做家务重要

告诉自己，养育一个健康快乐的宝宝是现在的头等大事，而不是保持一个整洁漂亮的居家环境。经常叮嘱自己，家务可以明天做，但是跟宝贝在一起的每一刻都将成为铭刻在母子内心深处最美好的记忆。

表一　　陪伴孩子的黄金时间表

时间	活动事项	需准备事宜	签名	备注

表二　家庭规则表

制定日期：

姓名：

理想行为	实际行为及时间	奖励	惩罚	备注

表三　宝宝听话统计表

时间	听话	不听话	当天统计	奖励或惩罚	备注

表四　家务分配单

本周家务事宜具体分配如下：

姓名：

时间	具体事宜	责任人	备注